ELISABETH ENGLER

DIE BESTEN HAUSMITTEL SELBST GEMACHT AUS DEM THERMOMIX®

KRÄUTERMEDIZIN, WICKEL UND HEILSALBEN FÜR DIE GANZE FAMILIE

riva

Bibliografische Information der Deutschen Nationalbibliothek
Die Deutsche Nationalbibliothek verzeichnet diese Publikation in der Deutschen Nationalbibliografie. Detaillierte bibliografische Daten sind im Internet über https://dnb.de abrufbar.

Für Fragen und Anregungen
info@m-vg.de

Wichtiger Hinweis
Sämtliche Inhalte dieses Buchs wurden – auf Basis von Quellen, die die Autorin und der Verlag für vertrauenswürdig erachten – nach bestem Wissen und Gewissen recherchiert und sorgfältig geprüft. Trotzdem stellt dieses Buch keinen Ersatz für eine individuelle medizinische Beratung dar. Wenn Sie medizinischen Rat einholen wollen, konsultieren Sie bitte einen qualifizierten Arzt. Der Verlag und die Autorin haften für keine nachteiligen Auswirkungen, die in einem direkten oder indirekten Zusammenhang mit den Informationen stehen, die in diesem Buch enthalten sind.

Originalausgabe
7. Auflage 2026

Türkenstraße 89
80799 München
Tel.: 089 651285-0

Redaktion: Caroline Kazianka
Umschlaggestaltung: Laura Osswald
Umschlagabbildungen: Vorderseite: Alex Raths/iStockphoto.com, Chamille White/Shutterstock.com, Rückseite: Elisabeth Engler
Satz: inpunkt[w]o, Haiger (www.inpunktwo.de)
Druck: Florjancic Tisk d.o.o., Slowenien
Printed in the EU

ISBN Print 978-3-7423-0311-0
ISBN E-Book (PDF) 978-3-95971-801-1
ISBN E-Book (EPUB, Mobi) 978-3-95971-800-4

INHALT

Vorwort

Bereits seit meiner Kindheit streife ich durch Wald und Felder, den Blick oft nach unten gerichtet, immer auf der Suche nach Kräutern und Blümchen, die meinen Weg kreuzen. Zu Hause werden diese dann frisch verarbeitet zu Heilweinen, Schnäpsen, Tinkturen, Salben oder auch sorgfältig getrocknet. Diese Leidenschaft habe ich von meiner Großmutter aus Freising geerbt, die sich und ihre mehrköpfige Familie erfolgreich durch die schweren Kriegs- und Nachkriegszeiten brachte und immer ein liebes Wort und einen guten Rat für andere hatte. Damals war es nicht so einfach wie heute, man konnte weder im Internet die Zutaten für seine Hausmittel oder einen exotischen Heilkräutertee beziehen, noch war es um die Apotheken gut bestellt. Vieles war zeitweise gar nicht zu bekommen, und das Geld war ohnehin mehr als knapp. Wie gesagt, schwere Zeiten.

Heute tun wir uns da viel leichter: Was wir benötigen oder auch einfach nur haben wollen, erhalten wir auf vielfältige Art und Weise. Und dennoch: Nehmen Sie sich die Zeit und schauen Sie bei Ihren Spaziergängen mit offenen Augen um sich. Auch wer botanisch nicht besonders bewandert ist, wird so manches Kräutlein wie den goldgelben Löwenzahn, das weiß-rosa-blütige Gänseblümchen und die bei Kindern eher unbeliebte Brennnessel sicher noch aus der eigenen Kindheit kennen. Nun muss nicht jeder gleich auf »Sammeltour« gehen, die meisten Heilkräuter sind auch getrocknet als Tee erhältlich und können uns als Grundlage für die selbst produzierte Kräutermedizin dienen. Das ist vor allem dann besser, wenn man die Pflanzen nicht wirklich sicher erkennt, denn dann kann es durchaus auch mal gefährlich werden! Auch ich lerne immer noch dazu, es gibt eben so viele Heilpflanzen und deren Variationen in der Natur! Wenn Sie Zutaten einkaufen, dann am besten eher kleine Mengen, die Sie innerhalb eines Jahres verbrauchen können.

Für zahlreiche der hier vorgestellten Hausmittel werden Dinge benötigt, die oft sowieso im Haushalt vorhanden sind: Zwiebeln, Kartoffeln, Zitronen, Gewürze wie Ingwer und Fenchel.

Der Thermomix® erlaubt uns eine besonders schonende und zugleich schnelle Zubereitung von Hausmitteln, oft geradezu genial einfach! Da kann sich wirklich jeder daran wagen! Die Kräuter werden durch die Einhaltung konstanter Temperaturen besonders schonend ausgezogen, und Salben bekommen durch das ständige Rühren eine sehr angenehme Konsistenz.

Die Rezepte, die ich Ihnen hier vorstelle, beruhen auf volksheilkundlicher Überlieferung und wurden an unsere Zeit angepasst. Vieles davon nutze ich bereits jahrzehntelang; seitdem der Thermomix® in meiner Küche ist, habe ich die Rezepte »thermitauglich« gemacht. Dennoch: Bei anhaltender Erkrankung, starken Schmerzen unerklärlicher Herkunft, hohem Fieber oder Blut in Stuhl und Urin muss immer ein Arzt aufgesucht werden. Sprechen Sie mit ihm über die Hausmittel, die Sie anwenden möchten.

Nun wünsche ich Ihnen allen ein gutes Gelingen und nach Möglichkeit auch einen guten Erhalt Ihrer Gesundheit mithilfe unserer Rezepte!

Ihre Kräuterexperimentelle
Elisabeth Engler

Tipps für den Umgang mit dem Thermomix®

1. Mixtopf und Deckel nach dem Kochen von Zuckerhaltigem (Heilsirup), Öligem (Kräutermazerate) oder Harzigem (Pappelknospensalbe) sofort auswaschen. Das alles klebt furchtbar, wenn man es eintrocknen lässt. Außerdem können Säuren von Essig zum Beispiel die Dichtungen beschädigen, wenn sie sehr lange im Mixtopf bleiben.
2. Beim Pulverisieren von Kräutern oder Gewürzen verteilt sich das feine Pulver in der Regel überall im Mixtopf. Mit einem Spatel lässt es sich nur schlecht nach unten schieben, vor allem bei kleineren Mengen. Da hilft am besten ein Küchenpinsel. Unter den Messbecher noch ein Küchenpapiertuch stecken, dann kommt der feine Staub nicht durch. Vor dem Öffnen des Mixtopfes deshalb immer kurz warten, bis er sich gelegt hat.
3. Pulver mit dem Küchenpinsel nach unten streichen und auch Reste aus dem Mixtopfdeckel dabei mitnehmen, das funktioniert besser als mit dem Spatel.
4. Die eingebaute Waage ist beim Abwiegen von Kleinstmengen nicht immer genau, zum Beispiel bei Gewürzen empfehle ich daher eine externe Digitalwaage (mit 1-Gramm-Schritten).
5. Der Mixtopf wird gerade beim Einkochen von Zuckerhaltigem wie Sirup extrem heiß. Deshalb bitte den Deckel sehr vorsichtig öffnen. Der heiße Dampf, der aus dem Mixtopf steigt, kann böse Verbrennungen hervorrufen!
6. Praktischerweise lässt sich Gekochtes direkt aus dem Mixtopf gut ausgießen. Doch sehr Heißes oder Kochendes nur durch einen Trichter in Flaschen abfüllen – so vermeidet man Verbrennungen und Kleckern!
7. Wird heißes Gargut im Mixtopf püriert (zum Beispiel bei der Karottensuppe), schützt normalerweise der Messbecher (MB) vor dem Herausspritzen. Dennoch kann es zu gefährlichen kleinen Spritzern kommen. Daher entweder den Messbecher (mit einem Tuch dazwischen) beim Mixen festhalten oder besser mit einem gefalteten Küchenhandtuch abdecken.
8. Der Messbecher misst gefüllt 100 Milliliter, halb gefüllt (Markierung) 50 Milliliter Inhalt. Er wurde in vielen Rezepten daher als Hilfe zum Abmessen verwendet – das geht in der Regel schneller als das Abwiegen.
9. Wird mit dem Spatel Gargut nach unten geschoben, bezeichne ich diesen Arbeitsschritt als »spateln«.
10. Wird Dickflüssiges gespatelt, so kann es sein, dass dies mithilfe eines biegsamen Spatels, etwa aus Silikon, besser gelingt als mit dem starren Originalspatel.

Kräuter und Heilpflanzen

Wer die Möglichkeit hat, zumindest einige der hier verwendeten Kräuter selbst zu sammeln, sollte dies unbedingt tun! Denn es macht ausgesprochen viel Freude und die Beschäftigung mit den wunderbaren Gaben unserer Natur – wie sie aussehen, wo sie wachsen, wann man sie sammelt – trägt bereits ein bisschen zur Heilung bei und wächst sich schnell zu einem neuen und nützlichen Hobby aus.

Doch man muss unbedingt auch wissen, dass es das »richtige« Kraut ist, das man in sein Körbchen packt – denn Verwechslungen können schlimmstenfalls böse Vergiftungen (oder Ausschläge) nach sich ziehen, bestenfalls ist das so hergestellte Heilmittel wirkungslos, und die Mühen sind umsonst.

Also bitte nur das sammeln, was Sie absolut sicher kennen – oder Sie nehmen einen kundigen Führer mit, der Sie unterstützt. Pflücken Sie nur die Menge, die Sie voraussichtlich bis zum nächsten Jahr benötigen, und sammeln Sie an verschiedenen Orten, um nicht eine Wachstumsstelle ganz auszurauben. Bewuchs direkt neben der Straße oder an einem Platz, der vermutlich mit Dünge- und Spritzmitteln behandelt wird, ist ebenso tabu wie Gassiwege von Hundebesitzern.

Kräuter werden nur dann gesammelt, wenn sie trocken sind (idealerweise hat es zwei Tage vorher nicht geregnet). Blüten eher morgens, nachdem der Tau abgetrocknet ist, Kräuter am (sonnigen) Nachmittag, wenn sie die meisten ätherischen Öle bergen. Zu Hause werden sie entweder sofort weiterverarbeitet (nachdem sämtliche Insektenbesucher, die sich darin besonders bei den Blüten gern aufhalten, entfernt wurden) oder zur Aufbewahrung im Schatten, im Backofen bei maximal 40 °C oder in einem Dörrapparat langsam getrocknet. Nur ganz durchgetrocknete Kräuter verwenden (ohne braun verfärbte Stellen), leicht zerkleinern bzw. Blätter von den Stängeln rebeln und trocken und dunkel aufbewahren – entweder in einem dunklen Glas, einer Papiertüte, die dann in eine Dose gesteckt werden kann, oder einem sauberen Stoffsäckchen. Nach einem Jahr nicht mehr verwenden, und auch nicht, wenn sie schimmelig geworden sind, sich dunkelbraun verfärbt haben oder unangenehm riechen.

Die hier verwendeten Kräuter gibt es fast alle zu kaufen, entweder in Apotheken oder im Kräuterfachhandel (Internet oder Laden, siehe Bezugsquellenangaben). Die selbst hergestellte Kräutermedizin kann nur so wirksam sein, wie die verwendeten Kräuter Inhaltsstoffe enthalten. Apothekerqualität bedeutet, dass die Drogen (= Kräuter bzw. Gewürze) auf ihren Wirkstoffgehalt hin laborgetestet werden. Biologische Qualität (bio) heißt, dass die Drogen auf Schadstoffe untersucht werden.

Meine Empfehlung: Wenn ich ein schnell wirkendes Mittel für eine kürzere Zeit (wenige Tage) für eine akute Erkrankung (Erkältung, Infektion, Entzündung, Neuralgie etc.) benötige, so bevorzuge ich die Apothekerqualität mit vielen Wirkstoffen. Für ein eher chronisches oder oft wiederkehrendes Problem (wie Schmerzen durch Arthrose, Stoffwechsel, Verdauung, Abwehrstärkung), bei dem die Kräuter über einen längeren Zeitraum verwendet werden, sind Kräuter aus Bio-Anbau meine erste Wahl. Am liebsten jedoch sind mir persönlich meine selbst gesammelten Wildkräuter, die ich wie einen Schatz hüte und bewahre. Nach einem Jahr jedoch ist Schluss damit, und es gibt wieder neue mit frischen Wirkstoffen. Reste wandern so manches Mal in einen leckeren Kräutersirup …

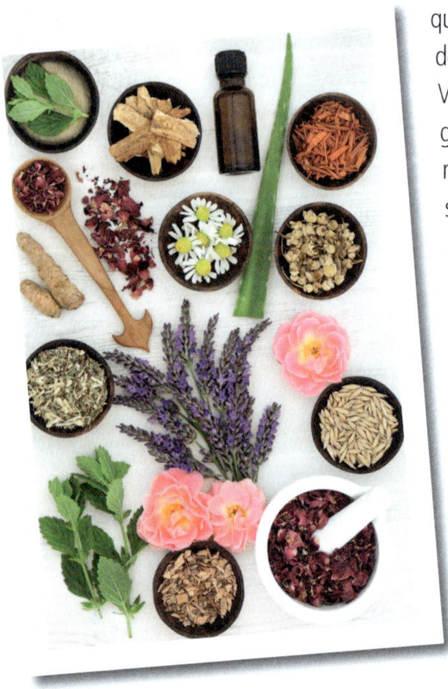

KRÄUTERTEES

Tees sind sozusagen die Standardvariante der Kräuter- und Hausmedizin. Sie sind schnell und genau nach Bedarf herzustellen und die häufigste Methode, Kräuterwirkstoffe zu sich zu nehmen. Dafür kann man den fertigen Tee aber nicht aufheben, er muss am selben Tag zubereitet und getrunken werden. Soll der Tee warm über den Tag verteilt getrunken werden, kann man ihn auch in einer Thermoskanne aufbewahren, wobei für Kräutertees Kannen mit einer Glas-Auskleidung der Edelstahlvariante vorzuziehen sind. Etwas Honig darin aufgelöst, verstärkt die Wirkung des Tees und lässt ihn besser schmecken, wobei Diabetiker lieber darauf verzichten sollten. Ob Sie Ihren Tee süßen oder nicht, ist vor allem Geschmackssache. Trinken Sie Ihren Tee in kleinen Schlucken. Gerade bei Kindern ist dabei zu beachten, dass er nicht mehr heiß sein darf, damit sie sich nicht daran verbrennen können.

Diese Kräuterteemischungen sind alle Heilzubereitungen, was bedeutet, dass man sie nicht über einen längeren Zeitraum als etwa vier Wochen anwenden soll, um mögliche Nebenwirkungen gleich gar nicht erst hervorzurufen. Anschließend kann man, bei anhaltenden bzw. chronischen Erkrankungen, eine andere Teemischung verwenden, die ein ähnliches Wirkspektrum hat. Nach weiteren vier Wochen wechselt man wieder zur ersten Mischung zurück und so weiter. Im besten Fall hat sich die Krankheit bis dahin bereits verabschiedet oder zumindest verbessert.

Lagern Sie Kräutertees stets trocken und möglichst dunkel. Papiertüten und Glasbehältnisse (möglichst dunkel gefärbt) sind besser als Dosen aus Weißblech, Aluminium oder auch Kunststoff. Verarbeiten Sie Tees innerhalb eines Jahres, danach sind die Wirkstoffe fast abgebaut.

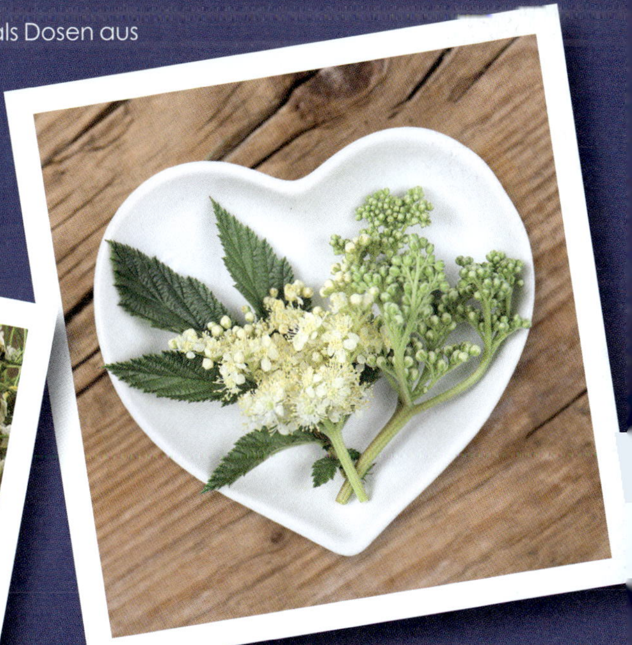

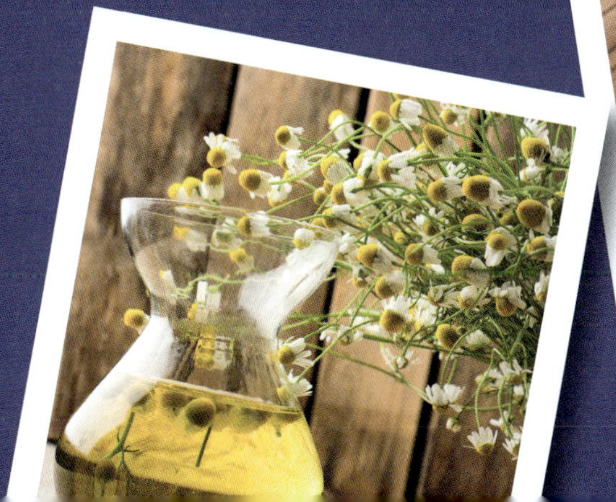

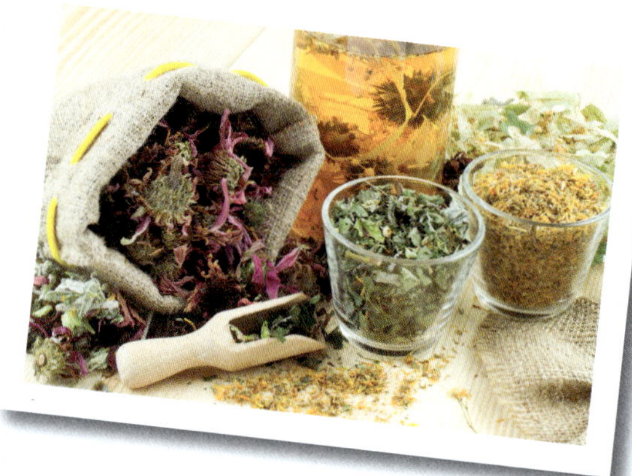

Die Zubereitung im Thermomix® hat den Vorteil, dass die Wirkstoffe der Heilkräuter durch die ständige Verwirbelung im Wasser stärker in den Tee übergehen als bei »normal« zubereitetem Tee. Dadurch schmeckt er auch intensiver (und manchmal etwas bitterer) als sonst. Wem das zu viel des Ganzen ist, der sollte 50–100 Prozent mehr Wasser verwenden und dann dementsprechend auch mehr davon trinken.

Für die angegebenen Mischungen werden grundsätzlich getrocknete Kräuter verwendet (daher als »Tee« bezeichnet), weil sie das ganze Jahr über verfügbar sind. Ich empfehle Bioqualität oder selbst gesammelte und gut durchgetrocknete Kräuter von garantiert ungespritzten und unbelasteten Stellen (z. B. aus dem eigenen Garten oder einer sommerlichen Alpenwiese etc.).

Die aufgeführten Teemischungen werden alle auf dieselbe Art im Mixtopf zubereitet, daher hier das Grundrezept:

Für 2 Tassen (400 ml)

2 TL Teemischung
400 ml Wasser

1. Kräutermischung vor dem Entnehmen durchschütteln oder mit einem Löffel durchrühren, damit sich die Bestandteile gleichmäßig verteilen. Die entsprechende Menge Kräutertee dann mit dem Wasser in den Mixtopf geben und **5 Min./Varoma/Sanftrührstufe/mit MB** aufkochen.
2. Nun **9 Min./Stufe 2/mit MB** ziehen lassen, abfiltern. Wer mag, löst vor dem Filtern noch 1 EL Honig im Tee auf. Warm bis lauwarm schluckweise trinken. Die bei den Rezepten angegebene Ziehdauer bezieht sich immer auf die Zubereitung im Thermomix® (also Nr. 2 des Grundrezepts)!

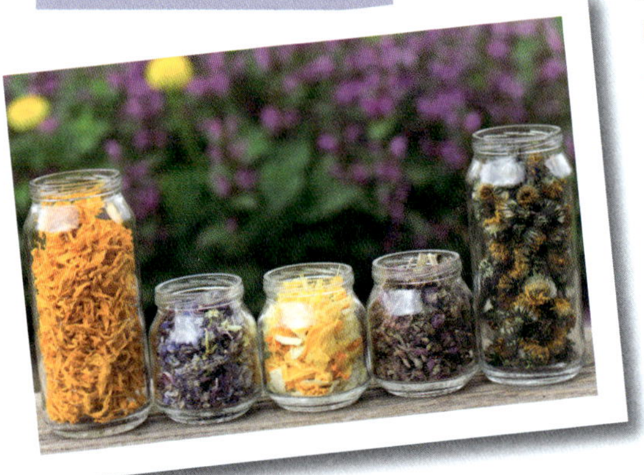

Achtung: Für Kinder unter zehn Jahren die Hälfte der Kräutermischung verwenden!

Übrig gebliebene Reste? Die Teemischungen sollen in der Regel nach 12 Monaten aufgebraucht sein. Hat man sie doch nicht verwenden können, kann man sich daraus einen Badeextrakt kochen:

Je EL Kräuter 200 ml Wasser verwenden und beides in den Mixtopf geben. **15 Min/95 °C/Stufe 3/mit MB** rühren, dann abfiltern. Kräutersud dem einlaufenden Badewasser zugeben und 20 Min. darin baden. Auf ein Vollbad kann man bis zu 1 l davon verwenden. Reste innerhalb von 1 Woche aufbrauchen (im Kühlschrank aufbewahren).

Erkältungstee

Bei Erkältungskrankheiten, evtl. mit Fieber, Husten und Schnupfen. Wirkt schleimlösend, entzündungshemmend und antiviral, beruhigend und schweißtreibend.

Kommen noch Schmerzen dazu, kann man auch 25 g Weidenrinde oder Mädesüß dazugeben (nicht für Kinder verwenden, schmeckt sehr bitter!).

Für 145 g Teemischung
Ziehdauer: 10 Min.

30 g Thymiantee
25 g Majorantee
25 g Ysoptee
25 g Holunderblütentee
20 g Kamillenblütentee
20 g Malvenblütentee

Alle Kräuter **10 Sek./Stufe 3/mit MB** miteinander mischen, in ein dunkles Gefäß füllen.

Innerhalb von 1 Jahr aufbrauchen.

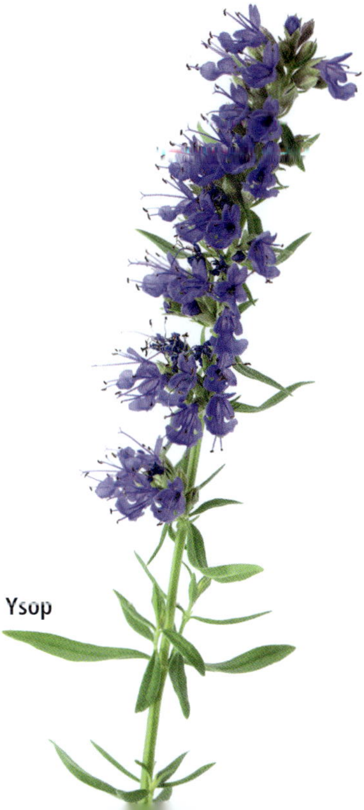

Ysop

Schnupfentee

Bei Schnupfen und Katarrhen der oberen Atemwege sowie Nebenhöhlenentzündung wird dieser Tee mehrmals täglich getrunken. Er enthält schleimlösende, beruhigende und entzündungshemmende Wirkstoffe.

Für 110 g Teemischung
Ziehdauer: 10 Min.

- 30 g Königskerzentee
- 30 g Schlüsselblumenblütentee
- 30 g Brombeerblättertee
- 20 g Lungenkrauttee

Innerhalb von 1 Jahr aufbrauchen.

Wer leicht friert bzw. besonders während der kalten Jahreszeit kann man noch ein paar Scheiben frischen Ingwer mit in den Mixtopf geben, wenn man den Tee kocht. Er wärmt von innen und enthält zusätzlich weitere entzündungshemmende Wirkstoffe.

Alle Kräuter **10 Sek./Stufe 3/mit MB** miteinander mischen, in ein dunkles Gefäß füllen.

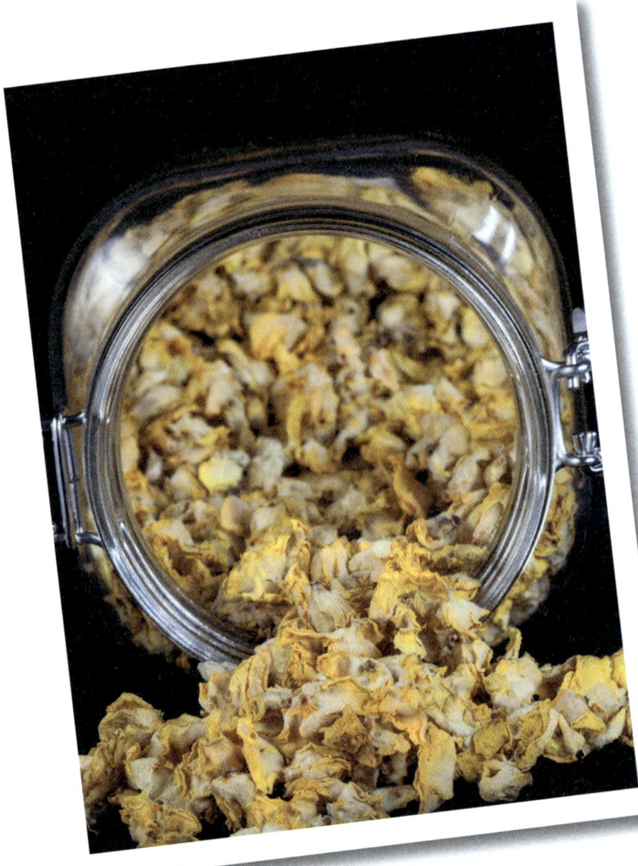

Königskerzenblüten getrocknet

Asthmatee

Bei quälendem Reizhusten und Asthma kann dieser Tee hilfreich sein. Man trinkt ihn über einen längeren Zeitraum zur Stärkung der Lungenfunktion und Vorbeugung. Ärztlich verordneten Asthmaspray kann der Tee selbstverständlich nicht ersetzen!

Die Melisse gibt dem Tee eine beruhigende Note, die man in solchen Situationen durchaus brauchen kann. Tulsi stärkt das Immunsystem, harmonisiert und wirkt leicht entzündungshemmend.

Für 100 g Teemischung
Ziehdauer: 10 Min.

25 g Bibernellenwurzeltee (Pimpinella saxifraga oder major)
25 g Melissentee
25 g Quendel
25 g Tulsi-Basilikum

Alle Kräuter **10 Sek./Stufe 3/mit MB** miteinander mischen, in ein dunkles Gefäß füllen.

Innerhalb von 1 Jahr aufbrauchen.

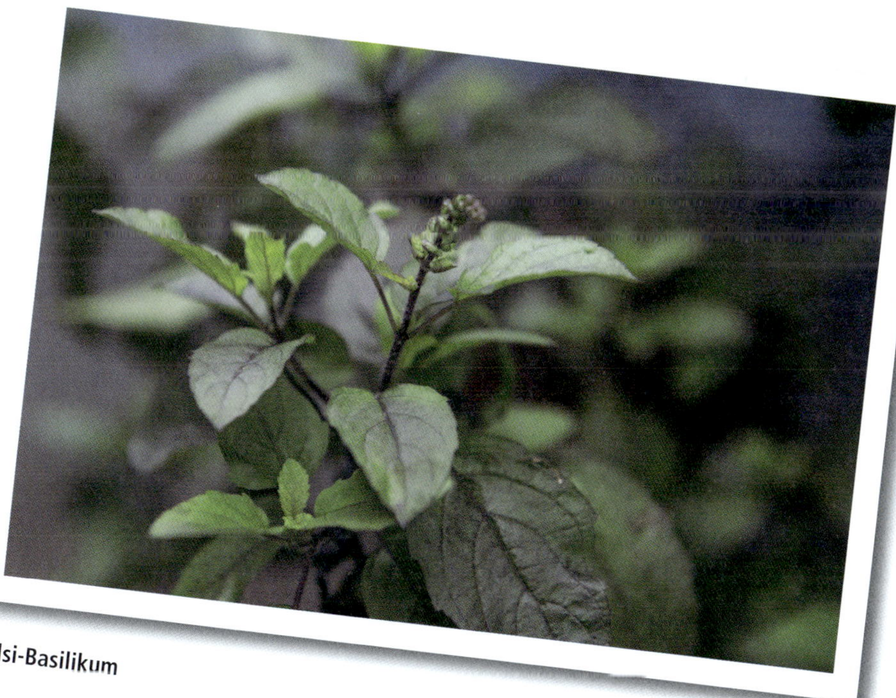

Tulsi-Basilikum

Krampftee

Bei Krämpfen, die von Magen, Darm sowie von der monatlichen Regel herrühren, hat sich die angegebene Mischung bewährt: Sie löst Krämpfe und wirkt sanft schmerzstillend. Bei Krämpfen, die länger andauern (mehr als 1–2 Tage lang), sollte ärztlicher Rat eingeholt werden.

Für 100 g Teemischung
Ziehdauer: 9 Min.

40 g Kamillentee
30 g Schafgarbentee
20 g Gänsefingerkrauttee
10 g Melissentee

Innerhalb von 1 Jahr aufbrauchen.

Alle Kräuter **10 Sek./Stufe 3/mit MB** miteinander mischen, in ein dunkles Gefäß füllen.

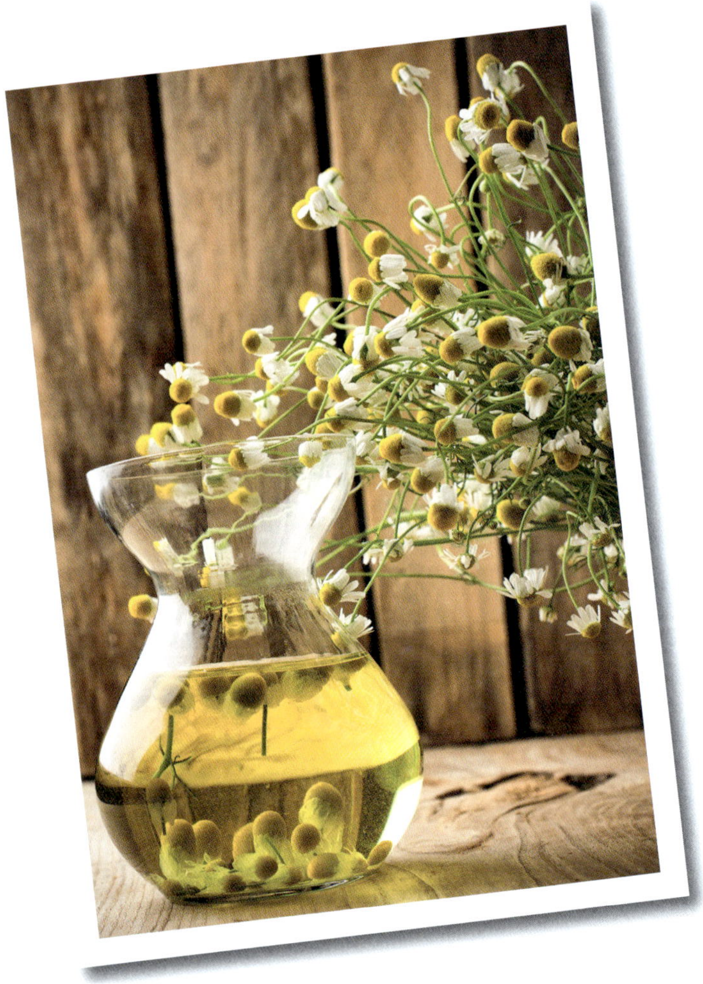

Kamillentee

Schmerztee

Erwachsene und junge Erwachsene ab 18 trinken dreimal täglich eine Tasse bei chronischen Schmerzen bzw. bei akuten Schmerzen 2 Tassen 30 Min. vor dem Essen. Auf 200 ml Wasser 1–2 TL Tee verwenden, mit Honig, Agavendicksaft, Ahornsirup oder Stevia süßen (sehr bitter!).

Bei länger andauernder Einnahme kann man auch die Teufelskralle durch Weidenrindentee ersetzen und die Holunderblüten durch Lindenblüten.

Achtung: Daueranwendung von Schmerzmitteln bitte grundsätzlich mit dem Arzt absprechen.

Bei vorliegenden Geschwüren in Magen oder Darm sowie Gallenleiden nur nach ärztlicher Rücksprache anwenden ebenso wie während Schwangerschaft und Stillzeit!

Für 100 g Teemischung
Ziehdauer: 12 Min.

50 g Teufelskrallentee
30 g Mädesüßtee (Blüten und Blätter)
20 g Holunderblütentee

Innerhalb von 1 Jahr aufbrauchen.

Die Kräuter **10 Sek./Stufe 6/mit MB** miteinander mischen, in ein dunkles Gefäß füllen.

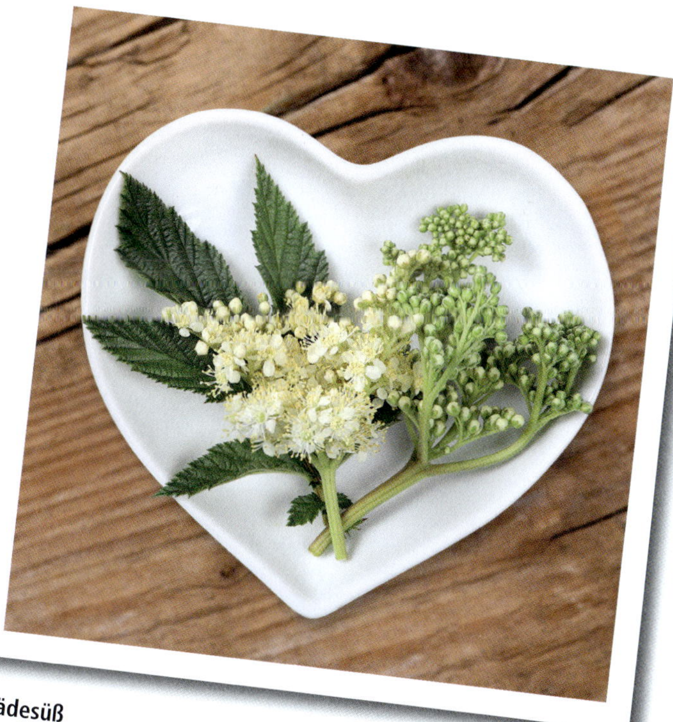

Mädesüß

Anti-Infekt-Tee

Am besten ist die Erkältung, die man erst gar nicht bekommt. Dieser Tee hilft in gefährdeten Zeiten, wenn es kalt und nass ist oder wenn man mit vielen Menschen, die ansteckend wirken können, zusammentrifft. Trinken Sie davon am besten täglich 3–5 Tassen, auch über eine längere Zeit, wenn Sie besonders schnell Infekte bekommen.

Für 100 g Teemischung
Ziehdauer: 10 Min.

50 g Zistrosentee (*Cistusincanus*)
30 g Hagebuttenschalentee
20 g Malvenblütentee

Alle Kräuter **10 Sek./Stufe 6/mit MB** hacken, in ein dunkles Gefäß füllen.

Innerhalb von 6 Monaten aufbrauchen.

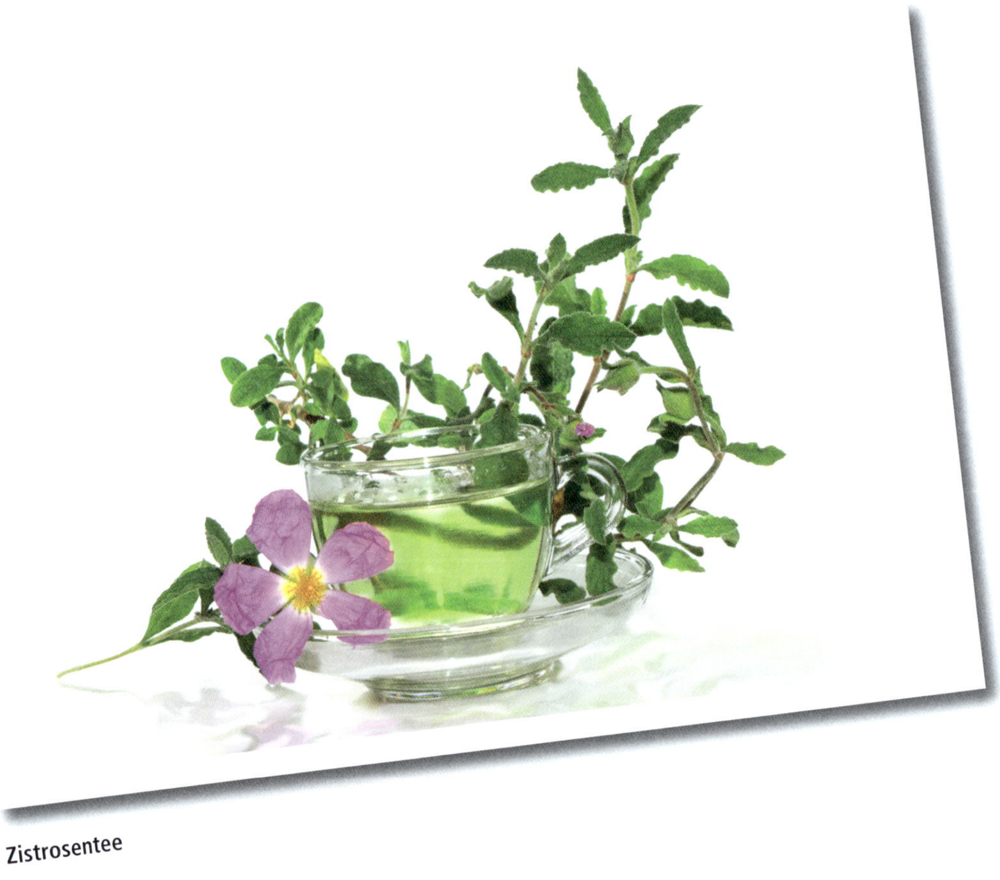

Zistrosentee

Men's-Health-Tee

Zwei Teemischungen, die bei Vergrößerung sowie Problemen der Prostata wie Harnverhalten und Restharn helfen können. Bei Prostatafunktionsstörungen soll gleichzeitig auch der Abtransport der Lymphe mit Anregung des Stoffwechsels erfolgen, weshalb sich mehrere harntreibende Kräuter in den Mischungen befinden.

Täglich 2 Tassen davon trinken (am besten morgens und nachmittags). Im Wechsel mit Mischung 2 jeweils 4 Wochen lang verwenden.

Mischung 1:

Für 100 g Teemischung
Ziehdauer: 10–15 Min.

- 35 g Weidenröschentee (kleinblütiges oder schmalblättriges)
- 30 g Taubnesseltee
- 20 g Brennnesseltee (Blätter)
- 15 g Birkenblättertee

Innerhalb von 1 Jahr aufbrauchen.

Alle Kräuter **10 Sek./Stufe 3/mit MB** miteinander mischen, in ein dunkles Gefäß füllen.

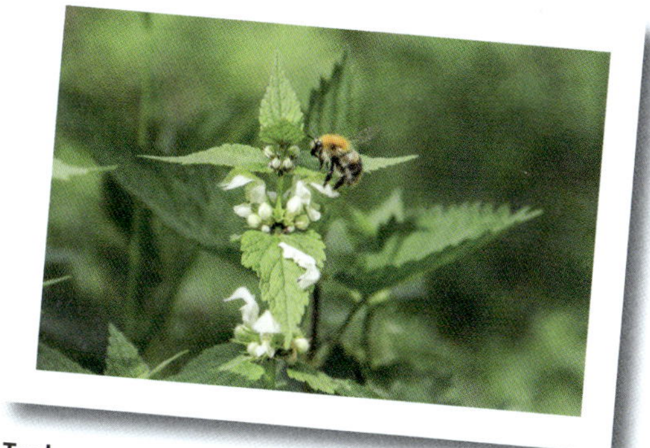

Taubnessel

Mischung 2:

Für 100 g Teemischung
Ziehdauer: 10–15 Min.

- 30 g Spitzwegerichtee
- 30 g Klettenlabkrauttee
- 25 g Schachtelhalmtee
- 15 g Gänsefingerkrauttee

Innerhalb von 1 Jahr aufbrauchen.

Alle Kräuter **10 Sek./Stufe 3/mit MB** miteinander mischen, in ein dunkles Gefäß füllen.

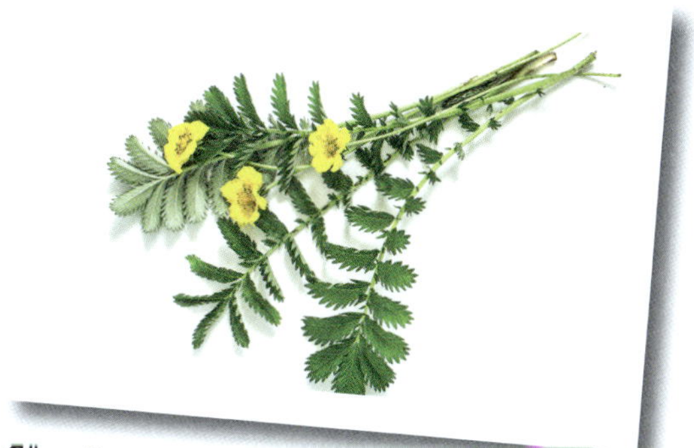

Gänsefingerkraut

Hustentee für Kinder (und stillende Mütter)

Nicht jedes Heilkraut ist für kleine Kinder geeignet, manche sind zu stark oder können unangenehme Nebenwirkungen haben.

Diese Kräutermischung eignet sich bei Bronchitis, fieberhafter Erkältung, trockenem Husten und Katarrhen der oberen Atemwege, wenn die Anregung von Schwitzen angebracht ist.

Für die Zubereitung nur ½ TL Kräutertee für 1 Tasse (150 ml) Wasser verwenden. Der Tee eignet sich auch für Kleinkinder ab 1 Jahr (2–3 Tassen am Tag) und Kinder von 4–10 Jahren (3–4 Tassen am Tag).

Für 65 g Teemischung
Ziehdauer: 5 (Kinder) bis 10 (Erwachsene) Min.

30 g Thymiantee (bio)
25 g Holunderblütentee (bio)
(alternativ Lindenblütentee, bio)
1 EL Anis (bio)

Innerhalb von 6 Monaten aufbrauchen.

Alles **10 Sek./Stufe 4/mit MB** mischen, in ein dunkles Gefäß füllen.

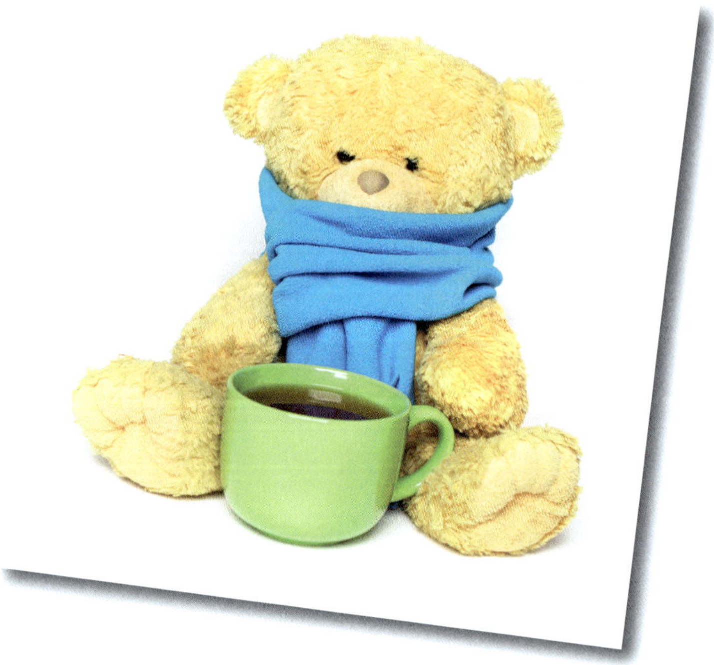

Schäfchentee für Kinder (und stillende Mütter)

Vor allem während aufregender Phasen der Weiterentwicklung oder wenn das Kind etwas unruhig ist, kann ein Tee aus den folgenden Kräutern das Einschlafen und Durchschlafen fördern. Doch bitte nicht als Dauermittel verwenden!

Für Kinder ab 4 Monaten geeignet. ¼ TL (ab 1 Jahr), ½ TL (ab 4 Jahren) bzw. 1 TL auf 1 Tasse Wasser (150 ml) verwenden.

Für 60 g Teemischung
Ziehdauer: 5 (Kinder) bis 10 (Erwachsene) Min.

20 g Melissentee (bio)
20 g Lavendelblütentee (bio)
20 g Zitronenverbenentee (bio)

Innerhalb von 6 Monaten aufbrauchen.

Alle Kräuter **10 Sek./Stufe 6/mit MB** hacken und dann in ein dunkles Gefäß füllen.

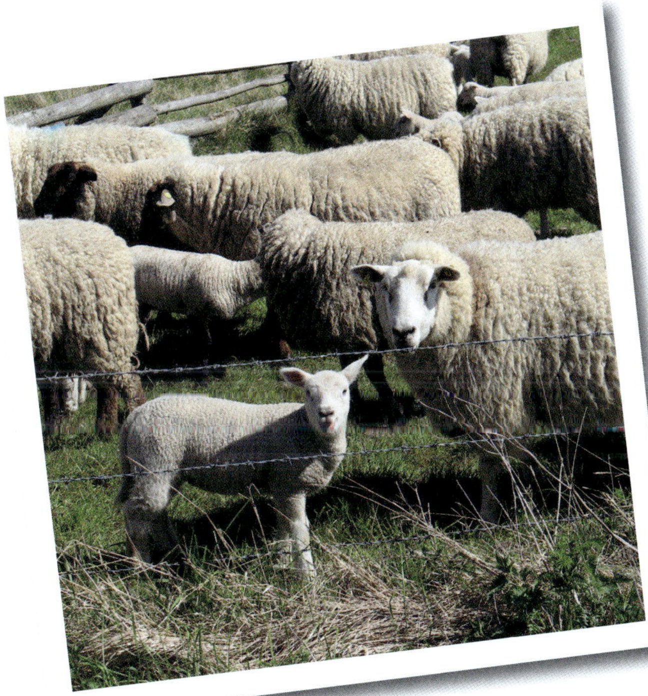

Bäuchleintee für Kinder (und stillende Mütter)

Dieser Gewürztee kann bei schmerzhaften Blähungen und leichten Verdauungsproblemen hilfreich sein. Beide Gewürze sind auch für Babys gut bekömmlich (etwa ab der 4. Woche empfohlen).

¼ TL (Babys) bis ½ TL (Kinder ab 1 Jahr) bzw. 1 TL (Kinder ab 4 Jahren) auf 1 Tasse (150 ml) Wasser verwenden. Frisch zubereiten; der fertige Tee kann auch für die Zubereitung von Milchmahlzeiten verwendet werden: immer auf 37 °C abkühlen lassen.

Für 12 g Teemischung
Ziehdauer: 5 (Kinder) bis 10 (Erwachsene) Min.

4 TL (10 g) Fenchelsamen (bio)
1 TL (2 g) Anissamen (bio)
optional: ½ TL Kümmelsamen (Bio)

Innerhalb von 6 Monaten aufbrauchen.

1. Fenchel und Anis (sowie gegebenenfalls Kümmel) in den Mixtopf geben und **8 Sek./Stufe 8/mit MB** mixen, danach **15 Sek./Stufe 10/mit MB** mahlen
2. Mischung in ein Glas füllen und dunkel lagern.

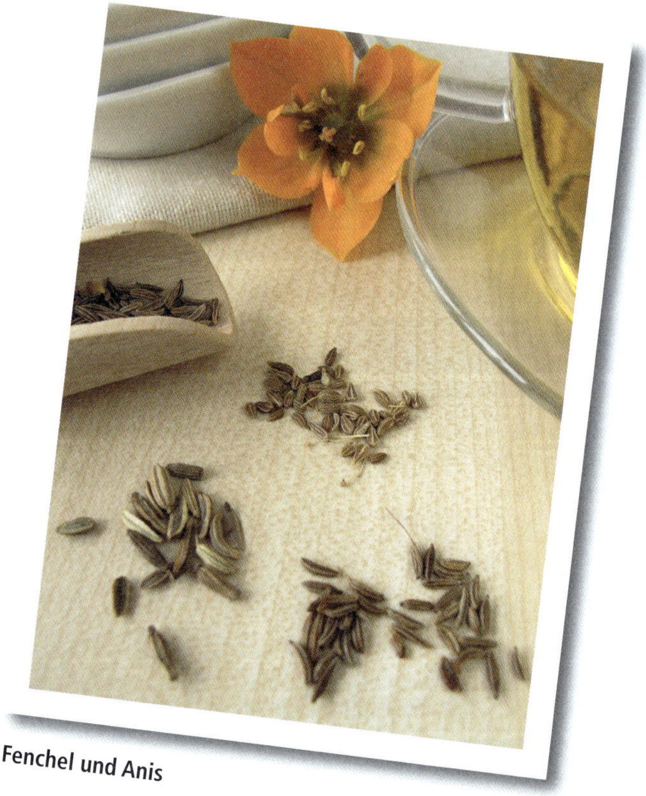

Fenchel und Anis

TINKTUREN UND KRÄUTER-AUSZÜGE

Eine Tinktur ist ein (meist alkoholischer) Auszug von einer oder mehreren getrockneten Pflanzen. Für die sogenannte Urtinktur verwendet man statt der getrockneten die frische Pflanze. Es heißt, Urtinkturen hätten den höchsten Wirkstoffgehalt. Doch nur wer sich gut auskennt, sollte auch die frische Pflanze sammeln und verwenden. Im anderen Fall kauft man sich lieber das getrocknete Kraut.

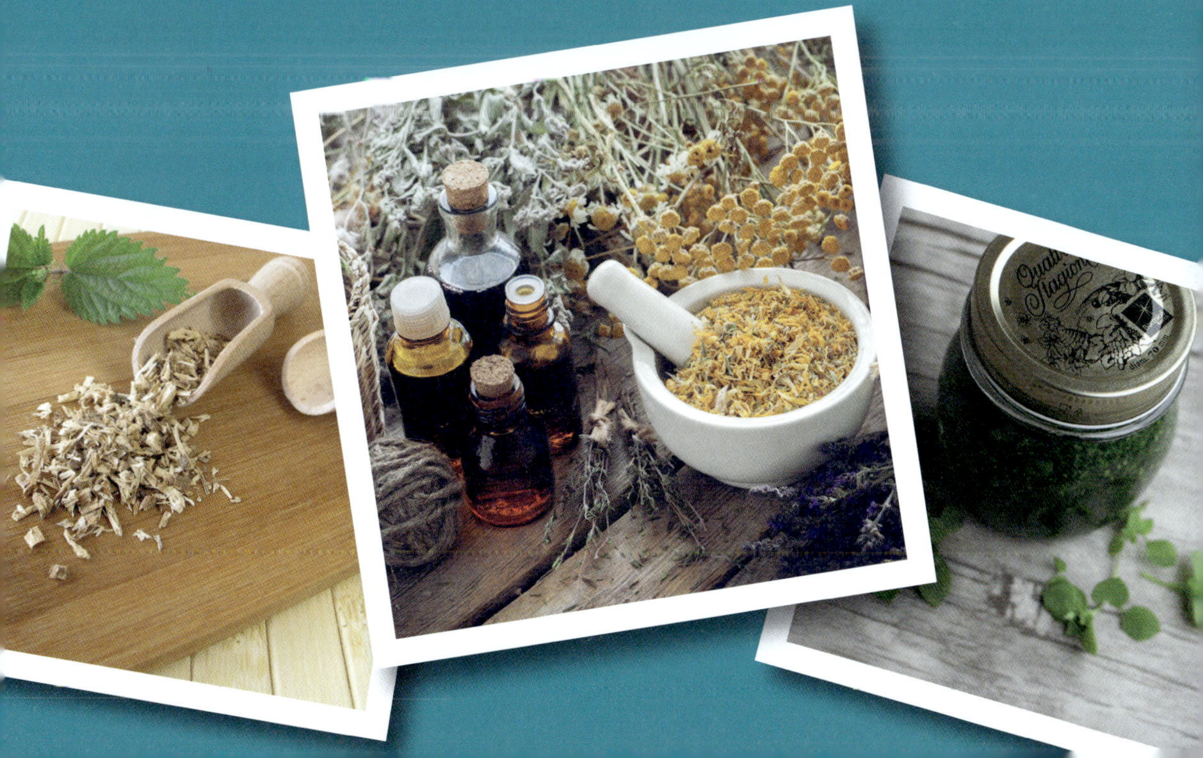

Alkohol

Das Standard-Auszugsmittel für Tinkturen ist unvergällter Weingeist. Er löst viele Inhaltsstoffe aus den Heilpflanzen wie ätherische Öle sowie wasser- und alkohollösliche Substanzen. Außerdem macht er die Tinktur extrem lange haltbar. Wenn die Wirksamkeit auch nach einem Jahr abbaut, so kann man die meisten dennoch auch nach 18 Monaten noch verwenden.

Besonders getrocknete Kräuter werden meist mit 70 Vol.-% ausgezogen, für frische Kräuter reichen aber oft auch Schnäpse mit 40–50 Vol.-% . Wer lieber Tinkturen mit einem niedrigen Alkoholgehalt herstellt, mischt hochprozentigen Alkohol mit Glyzerin (im Verhältnis 1 : 1, gut schütteln!). Besonders bei sehr bitteren Kräutern wird der Auszug dadurch wesentlich milder.

Glyzerin (Glycerol, Glycerin, E422)

Glyzerin ist, vereinfacht ausgedrückt, ein Zuckeralkohol, der in allen natürlichen Fetten und fetten Ölen enthalten ist. Es ist als Zusatzstoff in Lebensmitteln (z. B. zur Feuchthaltung von Datteln, Bonbons oder Kaugummi) erlaubt und wird in der Heilkunde vor allem als Auszugsmittel verwendet. Es schmeckt sehr süß, ist klar, dickflüssig und vermischt sich ebenso gut mit Alkohol wie mit Wasser. Auch als Zutat in Salben und Cremes wird es gern verwendet, weil es Wasser bindet und feuchtigkeitsspendende Eigenschaften hat (bis maximal 10 Prozent Anteil einsetzen). Verwenden Sie jedoch unbedingt ausschließlich pflanzliches Glyzerin (99,5%ig) in Lebensmittel- bzw. DAB-Qualität (Deutsches Arzneimittelbuch) Es ist lange haltbar, und Tinkturen auf Glyzerinbasis werden zumeist auch von Kindern aufgrund des süßen Geschmacks gern genommen und eignen sich auch bei Erkrankungen der Leber, Alkoholempfindlichkeit oder -abstinenz.

Essig

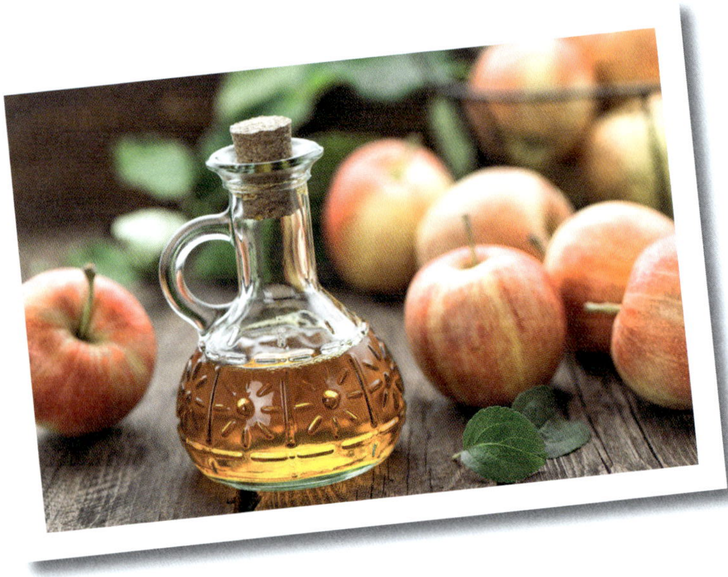

Als Naturprodukt mit einem Säureanteil von 5–6 Prozent ist Essig ein wunderbar geeignetes Auszugsmittel für Kräuter. Damit kann man ebenfalls alkoholfreie Tinkturen und Einreibungen herstellen. Ich empfehle dafür naturbelassenen (naturtrüben) Bio-Apfelessig (siehe Bezugsquellen). Diese Auszüge mögen vielleicht nicht ganz so wirksam wie alkoholbasierte sein und auch nicht so lange haltbar, dafür sind sie aber eben ohne Alkohol (der äußerlich zudem die Haut stark austrocknet). Im Thermomix® geht die Zubereitung besonders schnell, da man gleichzeitig erwärmen und mixen kann, was erfreulicherweise Arbeitszeit und Geschirr spart.

Essigtinkturen lassen sich preisgünstig herstellen und sind für Alkoholempfindliche und Kinder gleichermaßen gut geeignet. Den fertigen Essigauszug dann unbedingt stark verdünnt einnehmen, eventuell noch etwas Honig oder Ahornsirup darin auflösen. 1 TL auf 1 Glas Wasser ist eine Richtlinie.

Für alle Tinkturen gilt:
Sowohl Glyzerin- als auch Alkohol- oder Essigtinkturen in Braunglasflaschen aufbewahren, die wenig Licht durchlassen, und dunkel sowie kühl lagern. Unbedingt gleich nach der Herstellung mit Datum und Inhalt beschriften! Am besten nicht mehr herstellen, als man bis zur nächsten Ernte benötigt.

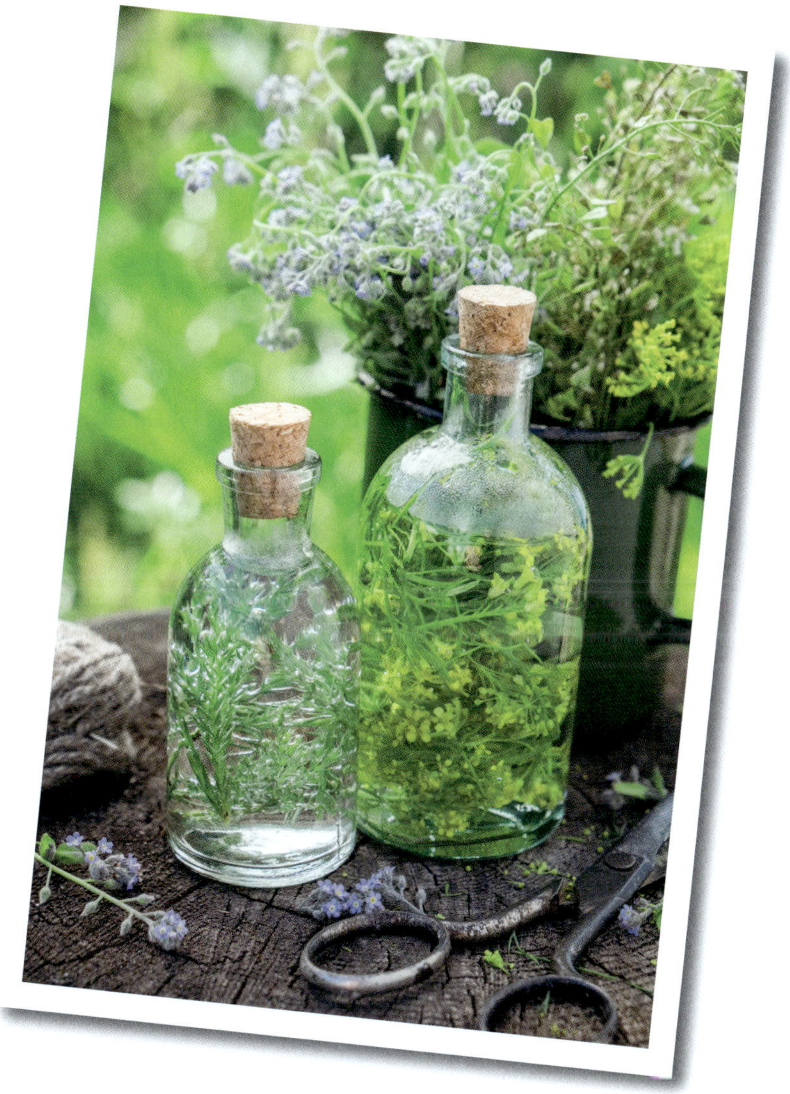

Vogelmieren-Urtinktur

Frischpflanzenextrakt, entzündungshemmend und pflegend, z. B. für den Nasenbalsam (S. 42), aber auch bei Rheuma und Gelenkschmerzen. Innerlich: hustenstillend, schleimlösend (laut Pfarrer Kneipp), harntreibend, immunabwehrstärkend, auch bei Kindern, die häufig unter Infekten der Bronchien und Lunge leiden (gemäß Kräuterpfarrer Künzle), außerdem soll die Vogelmiere das Herz stärken.

Vogelmiere wächst sogar als unerwünschtes Unkraut in Blumentöpfen oder zwischen den Beeten und kann den ganzen Sommer lang »geerntet« werden. Am besten ist für unsere Tinktur jedoch die Frühjahrsernte geeignet. Vogelmiere enthält viel Vitamin C (50 g decken etwa den Tagesbedarf eines Erwachsenen), ist sehr mineralstoffreich und wird deshalb gern im Salat verspeist.

Anwendung:
Innerlich: 3- bis 5mal täglich 5 Tropfen (kleine Kinder ab 2 Jahren), 10 Tropfen (größere Kinder bis 12 Jahre) oder 15 Tropfen (Erwachsene) pur im Mund zergehen lassen, im Abstand von mindestens 30 Min. zu den Mahlzeiten
Für Kinder bitte nur die alkoholfreie Glyzerinvariante verwenden!
Äußerlich: Weiterverarbeitung für Heilsalben gegen Nasenprobleme (z. B. S. 42), Hämorrhoiden, Blutergüsse (nach Hildegard von Bingen), Brustdrüsenentzündung, Juckreiz, Narben.

Für 250 ml Tinktur
Aufwand 5 Min.
Rührdauer 61 Min.
Wartezeit 2 Wochen

45 g frisches Vogelmierenkraut
200 g Glyzerin, pflanzlich (Lebensmittelqualität)
50 g abgekochtes, abgekühltes Wasser (alternativ destilliertes Wasser für medizinische Zwecke)

1. Vogelmierenkraut in den Mixtopf geben und **5 Sek./Stufe 8/mit MB** hacken. Glyzerin und abgekochtes Wasser einwiegen und **60 Min./Stufe 3/mit MB** rühren. In ein Gläschen umfüllen und verschließen. 2 Wochen lang an einem dunklen Platz ruhen lassen, zwischendurch täglich fest durchschütteln.
2. Durch ein feines Sieb oder einen Kaffeefilter (dauert länger, bis alles durch ist) klar filtern.
3. Flüssigkeit in dunkle Fläschchen abfüllen. Kühl und dunkel lagern.

6–8 Monate haltbar.

Anstelle Wasser kann auch 96%iger Weingeist verwendet werden, dann wird die Haltbarkeit auf mindestens 1 Jahr verlängert (nicht für Kinder unter 12 Jahren).

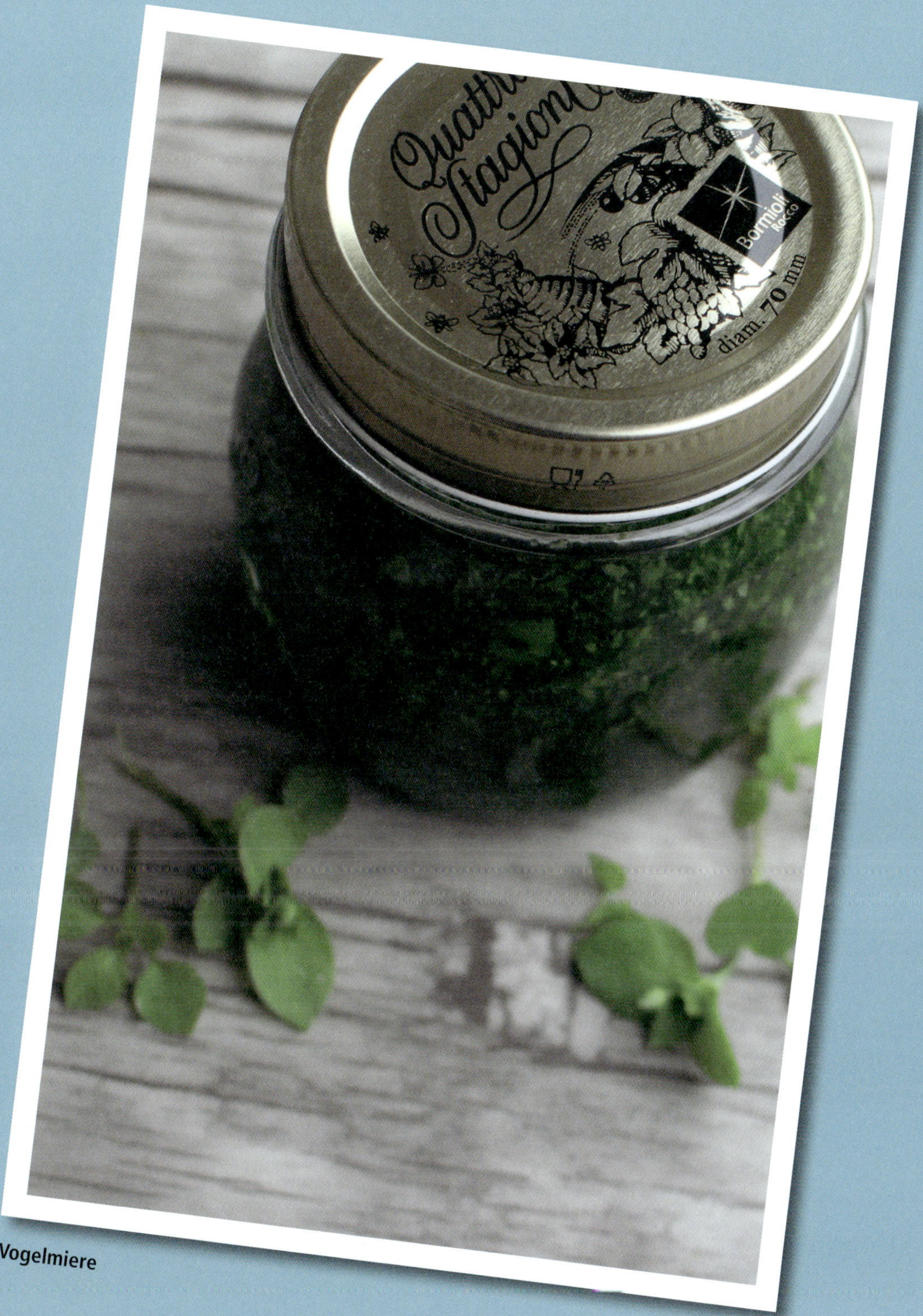

Vogelmiere

Katzengamandertinktur

Entzündungshemmend, adstringierend, harntreibend.
Innerlich: bei Harnwegsinfekten, Asthma, Rheuma, Gicht, empfindlichem Magen und Krampfhusten.
Äußerlich: z. B. für den Nasenbalsam (S. 42), bei schlecht verheilenden Wunden und Hautentzündungen.
Katzengamander enthält viele ätherische Öle und ist für kleinere Kinder nicht geeignet.
Katzen wälzen sich gern in dem frischen Kraut, daher stammt der volkstümliche Name.

Anwendung:
Erwachsene und Kinder über 12 Jahre: bis zu 3-mal täglich 10 Tropfen in Wasser oder auf Zucker einnehmen, nach 6 Wochen eine Einnahmepause von mindestens 1 Monat einlegen.
Kinder von 3–10 Jahren nehmen bis zu 3-mal täglich 3–5 Tropfen verdünnt ein, nicht länger als 14 Tage lang (bevorzugt eine reine Glyzerintinktur, statt Trinkalkohol abgekochtes Wasser verwenden).

Für 100 ml Tinktur
Aufwand: 5 Min.
Rührdauer: 61 Min.
Wartezeit: 2 Wochen

25 g Katzengamander (*Teucrium marum*), getrocknet
60 g Glyzerin, pflanzlich (Lebensmittelqualität)
60 g Trinkalkohol, 40 Vol.-%

1. Katzengamander (und gegebenenfalls Braunellen- oder Kamillenblüten, siehe Tipp) in den Mixtopf geben und **5 Sek./Stufe 8/mit MB** mahlen. Mit einem Küchenpinsel nach unten streichen und Vorgang wiederholen. Glyzerin und Alkohol einwiegen und alles **60 Min./Stufe 3/mit MB** mischen. Mischung in ein Schraubglas umfüllen und verschließen. 2 Wochen lang an einem dunklen Platz ruhen lassen, möglichst täglich einmal fest durchschütteln.
2. Durch ein Tuch oder einen Kaffeefilter (dauert länger, bis alles durch ist) klar filtern. Flüssigkeit in dunkle Fläschchen abfüllen. Kühl und dunkel lagern.

Mit Alkohol 1 Jahr haltbar, die reine Glyzerintinktur hält 6–8 Monate.

Für die Verwendung bei Harnwegsinfekten kann man noch 15 g getrocknete Braunelle (kleinblütige) mit pulverisieren und ausziehen, bei Magenproblemen lieber 15 g Kamillenblütentee.

Rosmarintinktur für den Kreislauf

Rosmarin fördert den Kreislauf bei niedrigem Blutdruck, daher nur tagsüber bis spätestens in den frühen Nachmittag hinein einnehmen. Außerdem regt er einen trägen Stoffwechsel an und kann daher bei Diäten hilfreich sein. Bei Beschwerden von Herz, Nerven, bei Magen- und Darmbeschwerden sowie bei Rheuma wird Rosmarin aufgrund seiner positiven Wirkung ebenfalls traditionell in der Kräutermedizin empfohlen.

Anwendung:
1- bis 2-mal täglich oder bei Bedarf 10–30 Tropfen in Wasser oder pur einnehmen.
Für Kinder unter 12 Jahren sowie in Schwangerschaft und Stillzeit ist die Wirkung noch nicht wissenschaftlich genügend belegt, daher wird von der Einnahme abgeraten.
Bei Gallenwegs- und Lebererkrankungen nur nach ärztlicher Absprache verwenden.

Für 80–100 ml Tinktur
Aufwand: 5 Min.
Rührdauer: 61 Min.
Wartezeit: 2 Wochen

30 g junge Rosmarintriebe (maximal 3 cm lang)
70 g Glyzerin, pflanzlich (Lebensmittelqualität, 99,5%ig)
30 g abgekochtes Wasser (alternativ destilliertes Wasser für medizinische Zwecke) oder 50 g Wodka, 40 Vol.-%

Hält sich 6–8 Monate ohne Alkohol, mit Alkohol 1 Jahr.

1. Rosmarintriebe in den Mixtopf geben und **10 Sek./Stufe 8/mit MB** hacken. Mit einem Küchenpinsel nach unten streichen, Vorgang wiederholen, bis der Rosmarin ganz kleingehackt ist.
2. Glyzerin, Wasser (oder destilliertes Wasser bzw. Wodka) zugeben und **60 Min./Stufe 3/mit MB** rühren.
3. Mischung in ein Ansatzglas umfüllen und 2 Wochen lang an einem dunklen Ort ausziehen lassen.
4. Durch ein Sieb filtern, Flüssigkeit in dunkelbraune Fläschchen abfüllen.

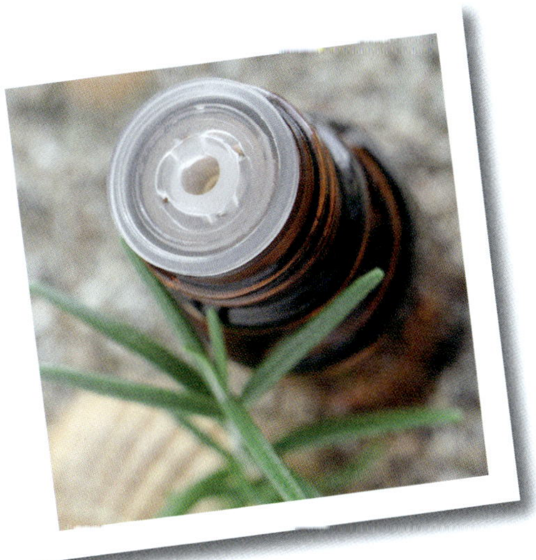

Rosmarintinktur für Jugendliche

Für heranwachsende Kinder mit (besonders morgendlichen) Kreislaufproblemen ist die folgende Variante gut geeignet. Neben dem blutdruckanregenden Rosmarin enthält sie den an Mineralstoffen reichen und säureausgleichenden Apfelessig und Honig.

Anwendung:
Man gibt davon 1 EL auf 1 Glas lauwarmes Wasser, nicht länger als bis in den frühen Nachmittag hinein einnehmen.

Für etwa 200 ml Tinktur
Aufwand: 10 Min.
Rührdauer: 61 Min.
Wartezeit: 1 Woche

80 g Rosmarin, frisch, oder 40 g getrocknet
2 MB Apfelessig (bio)
50 g Honig

1. Verholzte Stellen des Rosmarins aussortieren, dann Rosmarin mit einer Schere direkt in den Mixtopf schneiden. **10 Sek./Stufe 8/mit MB** hacken, spateln. Essig und Honig zugeben und alles **60 Min./37 °C/Stufe 3/mit MB** rühren (wird getrockneter Rosmarin verwendet, nur Essig zugeben und **60 Min./60 °C/mit MB** rühren, den Honig erst nach dem Abkühlen auf unter 40 °C einrühren).
2. Mischung in ein Schraubglas umfüllen und 1 Woche lang ruhen lassen, danach durch ein Sieb filtern.

Dieser Essigauszug hält sich 6 Monate.

Für die äußerliche Anwendung (auch für »nicht mehr Jugendliche«) als belebende, nervenstärkende Einreibung für Kreislauf und Herz lässt sich auf dieselbe Art und Weise ein Auszug herstellen, unter Weglassen des Honigs allerdings. Mischung klar filtern und in eine Sprühflasche oder eine Flasche mit Tropfverschluss abfüllen.

Morgens den Oberkörper nach dem Duschen mit der Tinktur einsprühen bzw. einreiben, trocknen lassen (wirkt gut, riecht allerdings auch nach Essig). Wer sehr trockene Haut hat, kann noch 40 g Oliven- oder kalt gepresstes Sonnenblumenöl vor dem Abfüllen zugeben. Vor dem Verwenden dann immer erst kräftig aufschütteln (sogenannte Schüttellotion).

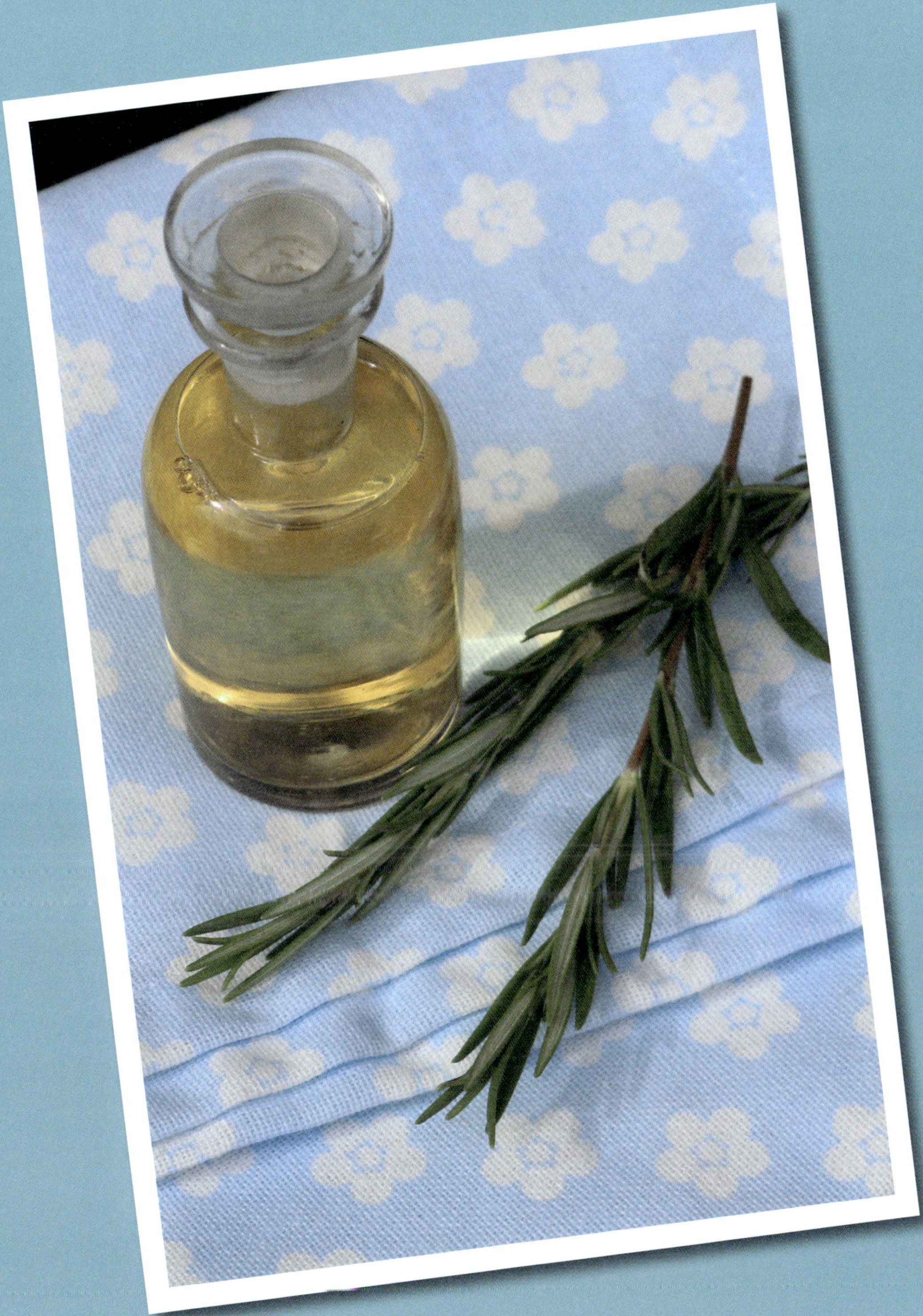

Rosmarintinktur

Pflanzliches Antibiotikum

Innerlich: bei Infektionen, insbesondere der oberen Atemwege, sowie bei Blasenentzündung, abwehrstärkend, schmerzlindernd. Bekämpft diverse Bakterien, Viren, Hefepilze.

Äußerlich: Fußpilz, Abszesse, Furunkel, Geschwüre, Akne, schlecht heilende kleinere Wunden.

Anwendung:
3-mal täglich bis maximal jede Stunde vor oder nach dem Essen nehmen Erwachsene 30–50 Tropfen pur oder in Wasser gelöst ein, Kinder und Jugendliche ab 10 Jahren 4- bis 5-mal täglich 10–20 Tropfen, Kinder von 2–10 Jahren (nach ärztlicher Absprache) 4- bis 5-mal täglich 5 Tropfen. Nach Abklingen der Infektion noch die Hälfte der bisherigen Dosis für ein paar Tage weiter einnehmen.
Auch als immunstimulierende Kur bei ständig wiederkehrenden Erkältungskrankheiten oder Harnwegsinfekten über 4 Wochen (Erwachsene: 3-mal täglich 15 Tropfen in Wasser aufgelöst einnehmen) anwendbar.
Äußerlich 3- bis 4-mal täglich tropfenweise auftragen, im Verhältnis 1 : 5 mit Wasser vermischt und damit ein Tuch getränkt als Wundauflage, pur in eine Salbe eingearbeitet oder verdünnt als Mund- und Rachenspülung (1 TL auf 100 ml Wasser) verwenden.

Für 150 ml Tinktur
Aufwand: 5 Min.
Rührdauer: 61 Min.
Wartezeit: 3 Wochen

- 30 g Kapuzinerkressesamen (Tropaeolum)
- 180 g Wodka, 60 Vol.-% (alternativ Weingeist, 60 Vol.-%)
- 30 g Bartflechte (Usneabarbata)
- 30 g Zistrose (Cistusincanus)
- 120 g Glyzerin, pflanzlich (Lebensmittelqualität, 99,5%ig)

Die Tinktur ist 12 Monate haltbar.

1. Kapuzinerkressesamen im Mixtopf **10 Sek./Stufe 10/mit MB** mahlen. Die Samen sollen gut aufgebrochen sein, müssen aber nicht pulverisiert werden.
2. 80 g Wodka zufügen, **20 Sek./Stufe 3/mit MB** rühren. Restliche Kräuter sowie Glyzerin zugeben**, 60 Min./Stufe 3/mit MB** rühren. Mischung in ein Glas umfüllen und 3 Wochen lang an einem dunklen Ort ruhen lassen.
3. Noch einmal 100 g Wodka über den Pflanzenbrei gießen. Danach Flüssigkeit durch ein feines Sieb filtern, bis die Tinktur klar ist, Pflanzenmaterial fest auspressen, Tinktur in ein dunkles Fläschchen umfüllen.

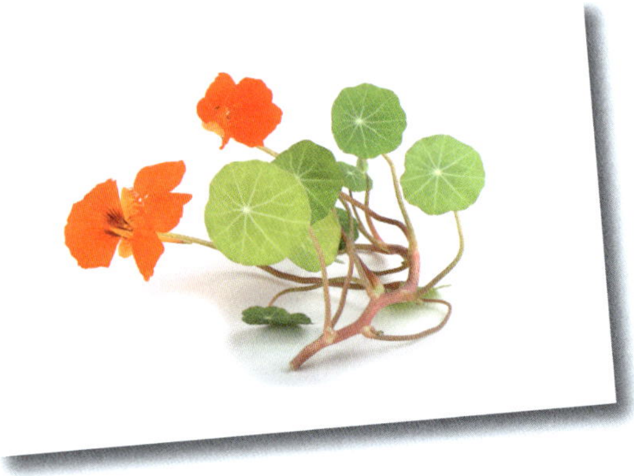

Kapuzinerkresse

Tinktur für die Prostata, Blase und Gebärmutter

Bei gutartiger Vergrößerung der Prostata, vermehrtem Harndrang, Harnträufeln, Gebärmutterentzündung; wirkt entzündungshemmend und abschwellend.

Anwendung:
3-mal täglich 5–10 Tropfen pur oder in etwas Wasser aufgelöst einnehmen oder bei Bedarf eine Kur von 40 Tagen machen.
Nach 6 Wochen eine Einnahmepause von mindestens 1 Monat einlegen.

Für etwa 200 ml Tinktur
Aufwand: 5 Min.
Rührdauer: 1 Min.
Wartezeit: 3–6 Wochen

50 g Sabalfrüchte, getrocknet, geschnitten oder ganz
25 g Brennnesselwurzeln, getrocknet oder frisch
25 g Ringelblumenblüten, getrocknet
150 g Glyzerin, pflanzlich (Lebensmittelqualität, 99,5%ig)
70 g Trinkalkohol, 50 Vol.-%

1. Sabalfrüchte, Brennnesseln und Ringelblumen im Mixtopf **10 Sek./ Stufe 10/mit MB** hacken. Mit einem Küchenpinsel nach unten schieben, Vorgang wiederholen.
2. Mischung in ein Ansatzgefäß umfüllen. Mit dem Glyzerin und dem Trinkalkohol auffüllen und gut durchschütteln. 3–6 Wochen lang an einem dunklen Ort extrahieren lassen.
3. Danach Flüssigkeit durch ein feines Sieb filtern und in dunkle Tropf- oder Pipettenfläschchen abfüllen.

Wer vermehrt zu Blasenentzündungen neigt, kann dem Tinkturansatz auch noch 20 g getrocknetes Goldrutenkraut (*Solidago virgaurea*) zugeben. Soll der Schwerpunkt die Behandlung der Prostata sein, kann man 20 g kleinblütiges Weidenröschen (Tee) verwenden.

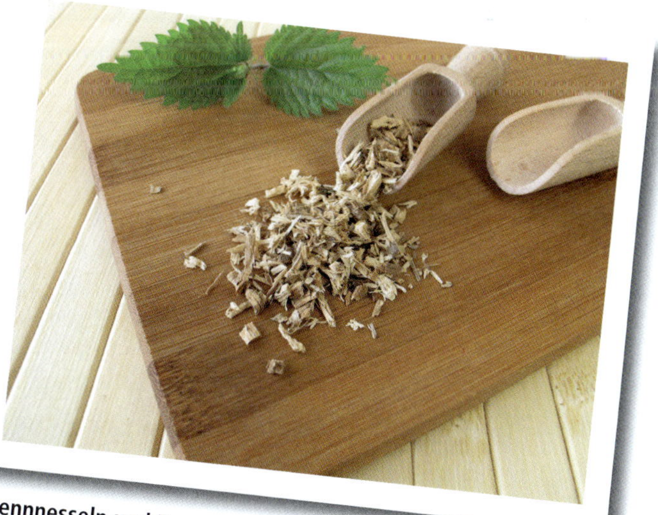
Brennnesseln und Brennnesselwurzeln

Lymphtinktur

Die Lymphe ist für die Reinigung und den Abtransport der Schlacken- und Giftstoffe aus dem Körper zuständig. Besonders bei vorliegenden Wasseransammlungen und Flüssigkeitsstauungen (soweit nicht herzbedingt), aber auch zur Unterstützung von Diäten und nach Medikamentengabe (z. B. von Cortison und Antibiotika) können diese Kräuter ein wahrer Segen sein und tragen zur Anregung des Stoffwechsels und der Harnorgane bei.

Anwendung:
3-mal täglich 10–15 Tropfen pur oder in etwas Wasser aufgelöst einnehmen oder bei Bedarf eine Kur von 40 Tagen machen.
Nach 6 Wochen eine Einnahmepause von mindestens 1 Monat einlegen

Für 250–300 ml Tinktur
Aufwand: 5 Min.
Rührdauer: 31 Min.
Wartezeit: 1–2 Wochen

- 25 g Storchschnabel, frisch, oder 15 g getrocknet
- 25 g Frauenmantel, frisch, oder 15 g getrocknet
- 25 g Labkraut, frisch, oder 15 g getrocknet
- 40 g Taubnesselkraut und Blüten, frisch, oder 25 g getrocknet
- 35 g Ringelblumenblüten, frisch, oder 20 g getrocknet
- 10 g Löwenzahnwurzeln, getrocknet
- 350 g Weingeist, 70 Vol.-%

Mindestens 1 Jahr lang haltbar.

1. Alle Kräuter in den Mixtopf geben und **5 Sek./Stufe 8/mit MB** mahlen. Mit einem Küchenpinsel nach unten streichen und Vorgang wiederholen. Alkohol einwiegen und **30 Min./Stufe 3/mit MB** rühren.
2. Mischung in ein Schraubglas umfüllen und verschließen. 1–2 Wochen lang an einem dunklen Platz ruhen lassen, möglichst täglich einmal kräftig durchschütteln.
3. Flüssigkeit durch ein Tuch oder einen Kaffeefilter klar filtern. In dunkle Fläschchen abfüllen und kühl und dunkel lagern.

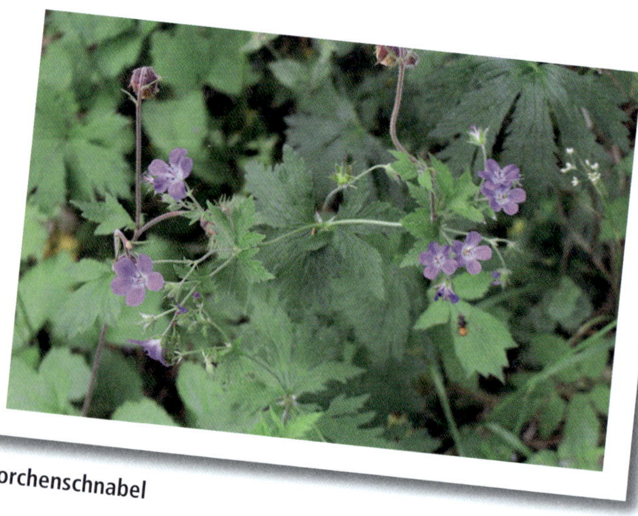

Storchenschnabel

Essigkonzentrat gegen Schweißfüße

Anwendung:
Wer unter Füßen mit besonders starker Schweißabsonderung leidet, sollte etwa 1- bis 2-mal wöchentlich mit dem folgenden Konzentrat für gut 10 Min. ein kaltes bis lauwarmes Fußbad nehmen (1 MB auf eine Schüssel mit 3–5 l Wasser). Anschließend die Füße gründlich abtrocknen und mit einer leichten Salbe eincremen.

Für etwa 700 ml Badekonzentrat
Aufwand: 5 Min.
Rührdauer: 101 Min.

- 150 g junge Efeublätter, frisch, oder 60 g getrocknet
- 70 g Eichenrindentee
- 50 g Meersalz
- 700 g Apfelessig (am besten naturtrüb)
- 1 MB Wasser

1. Efeu und Eichenrinde im Mixtopf **10 Sek./Stufe 10/mit MB** hacken, mit dem Spatel nach unten schieben, Vorgang wiederholen.
2. Salz, Essig und Wasser zugeben und alles **10 Min./Varoma/mit MB** aufkochen. Danach **90 Min./70 °C/Stufe 3/mit MB** rühren.
3. Flüssigkeit durch ein Sieb passieren und in eine saubere Flasche abfüllen.

Hält sich 6 Monate.

Wer öfter mit Fußpilz zu tun hat, sprüht die Sohlen nach dem Fußbad oder morgens vor dem Anziehen der Socken mit einer Lösung von Lavendel und Teebaumöl in 70%igem Weingeist (jeweils 15 Tropfen auf 100 ml Alkohol) ein. Einmal täglich unbedingt eincremen, denn Alkohol trocknet die Haut aus! Ein vorheriger Allergietest wird empfohlen, denn ätherische Öle wirken nicht selten reizend.

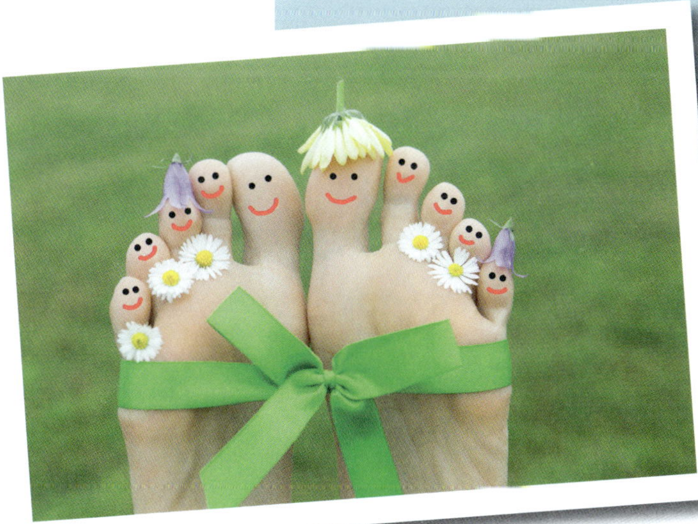

Gurgellösung bei Hals- und Rachenentzündung

Anwendung:
Für die verdünnte Anwendung als Gurgellösung bei Mandel-, Hals- und Rachenentzündungen (auf ½ Glas lauwarmes Wasser etwa 1 EL), mehrmals täglich, bis zu zweistündlich, anwenden bei akuter Entzündung oder vorbeugend 1-mal täglich. Für Kinder ab 6 Jahren geeignet. Nicht hinunterschlucken!

Für etwa 500 ml Lösung
Aufwand: 5 Min.
Rührdauer: 70 Min.
Wartezeit: 3 Tage

25 g Salbei, getrocknet
25 g Kamillenblüten, getrocknet
500 ml Apfelessig (bio)
½ MB Wasser
50 Tropfen Thymianöl, ätherisch
50 Tropfen Teebaumöl, ätherisch

1. Salbei und Kamille im Mixtopf mit dem Apfelessig und dem Wasser **10 Min./100 °C/Stufe 3/mit MB** aufkochen. Dann **60 Min./Stufe 3/ mit MB** rühren.
2. Mischung in ein Ansatzglas umschütten und 3 Tage lang abgedeckt stehen lassen.
3. Dann Flüssigkeit durch ein Tuch filtern, Pflanzen dabei gut auspressen. Tinktur in eine Flasche füllen, die ätherischen Öle zugeben und gut durchschütteln. Vor der Anwendung immer nochmals kräftig aufschütteln.

Bis zu 12 Monate haltbar. Nur äußerlich anwenden.

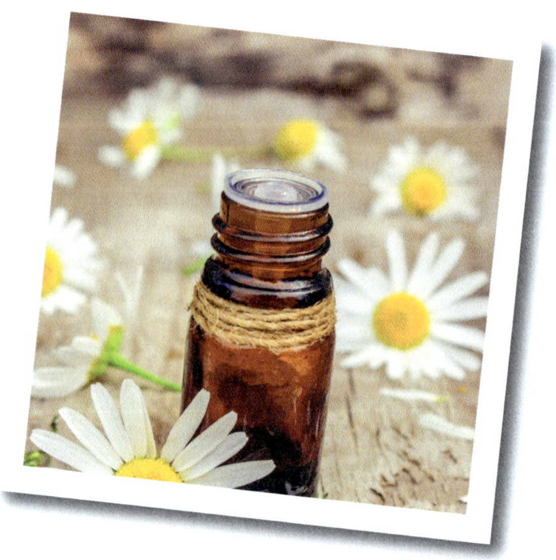

Hauswurztinktur

Die Hauswurz (Sempervivum tectorum) ist eine Heilpflanze, deren wachsartige saftige Blätter bereits seit Jahrhunderten verwendet wurden, die heute aber meist nur noch als Zierpflanze in Steingärten zu finden ist. Doch sie hat überraschend viele gute Eigenschaften:

Innerlich hat sie vor allem antivirale und antioxidative Eigenschaften und wirkt sich entgiftend, regenerierend und schützend auf die Leber sowie auf das Lymphsystem aus.

Äußerlich wirkt sie heilend, entzündungshemmend, schmerzstillend und juckreizlindernd bei Wunden, Verbrennungen, Entzündungen, Insektenstichen, Hämorrhoiden und sogar angeblich bei Gürtelrose.

Hauswurztinktur wird außerdem verdünnt für Wickel verwendet und zur Herstellung der Hauswurz-Basilikum-Salbe (S. 54) benötigt.

Anwendung:
Erwachsene nehmen 3-mal täglich 10–15 Tropfen in etwas Wasser verdünnt ein.

Für etwa 70 ml
Aufwand: 5 Min.
Rührdauer: 21 Min.
Wartezeit: 3–7 Tage

50 g Hauswurzblätter, frisch
50 g Alkohol, 40 Vol.-%

1. Hauswurzblätter abwaschen und ausschütteln. Mit dem Alkohol in den Mixtopf geben und **5 Sek./Stufe 5/mit MB** hacken. Dann **20 Min./ Stufe 3/mit MB** rühren.
2. Mischung in ein Schraubglas (100 ml) umfüllen und verschlossen an einem dunklen Platz 3–7 Tage lang ausziehen.
3. Danach Flüssigkeit durchfiltern und in ein dunkles Fläschchen abfüllen.

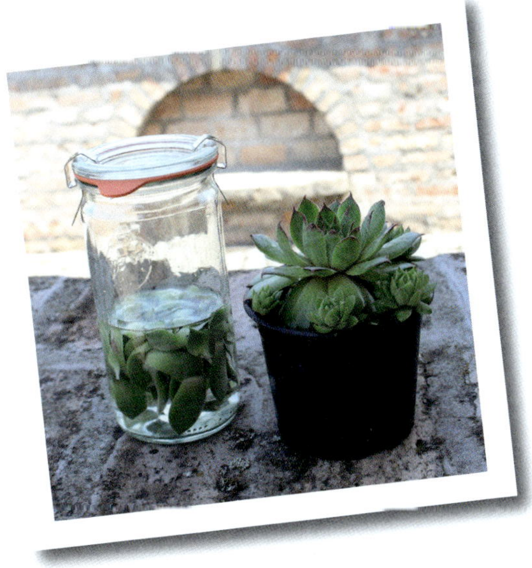

Walnusstinktur

Besonders in der russischen Volksmedizin, aber auch von der bekannten Entgiftungsspezialistin Dr. Hulda Clark (USA) empfohlen wird die Tinktur aus der Schwarzen Walnuss. Sie soll bei der Bekämpfung von Parasiten (vor allem im Darm) helfen, zur Verbesserung von Diabetes, Darmfunktion, Arteriosklerose des Gehirns und der Herz-Blutgefäße, schwerem Durchfall und langwierigem Husten sowie zur Förderung des Immunsystems.

Zumeist im Juni, wenn die Nüsse noch grün und so weich sind, dass man sie mit einer Stricknadel durchstechen kann, werden sie für die Tinktur geerntet.

Anwendung:
Erwachsene nehmen 3-mal täglich 10 Tropfen pur oder in etwas Wasser aufgelöst ein oder machen bei Bedarf eine Kur von 40 Tagen.
Nach 6 Wochen eine Einnahmepause von mindestens 1 Monat einlegen.

Für etwa 450 ml
Aufwand: 10 Min.
Rührdauer: 71 Min.
Wartezeit: 2–3 Wochen

- 250 g grüne (unreife) Walnüsse, ungespritzt (6–8 Stück)
- 10 g Walnussblätter (etwa 10 Stück)
- 400 g Trinkalkohol, 40 Vol.-% (z. B. Wodka)

1. Die Walnüsse und die Blätter waschen, abtrocknen. Die Nüsse halbieren. Sind einige davon innen braun, so deutet das auf Schädlingsbefall hin, diese bitte aussortieren.
2. Nüsse und Blätter im Mixtopf **10 Sek./Stufe 7/mit MB** zerkleinern. Alkohol zugeben und nochmals **20 Sek./Stufe 7/mit MB** zerkleinern, spateln. Nun alles **70 Min./Stufe 2.5/mit MB** rühren.
3. Anschließend Mischung in ein Ansatzglas (ca. 500 ml Inhalt) umfüllen und 2–3 Wochen lang ausziehen.
4. Danach Flüssigkeit durch ein feines Sieb filtern, am besten anschließend nochmals durch ein Tuch oder einen Kaffeefilter laufen lassen, bis alle Trübstoffe entfernt sind.

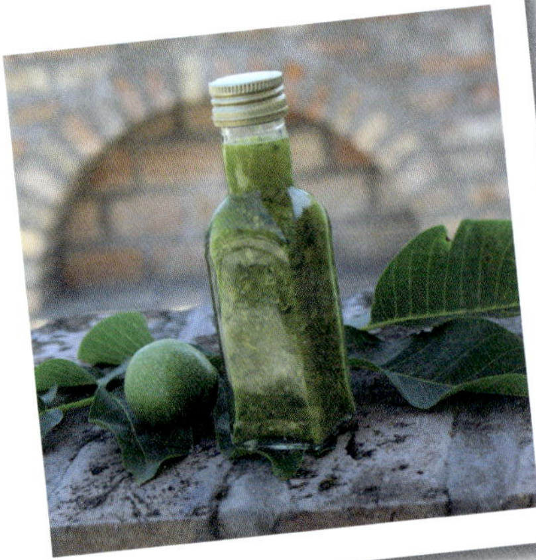

Dunkel gelagert hält sich diese Tinktur 1 Jahr lang bis zur nächsten Ernte.

Vorsicht, die Tinktur ist stark dunkelbraun färbend! Verfärbte Stellen bekommt man meist nicht mehr sauber.

HEILENDE SALBEN UND BALSAME

Beim Schmelzen von festen Bestandteilen wie Bienenwachs, Lanolin, Eucerin oder Kakaobutter darauf achten, dass nichts davon auf dem Messer im Mixtopf liegen bleibt, sonst können sie nicht gleichmäßig schmelzen.

Die Salbendose erst dann zuschrauben, wenn die Salbe völlig abgekühlt und erstarrt ist, da sich sonst Schwitzwasser bildet, das die Salbe verunreinigt und zu Schimmelbildung führen kann.

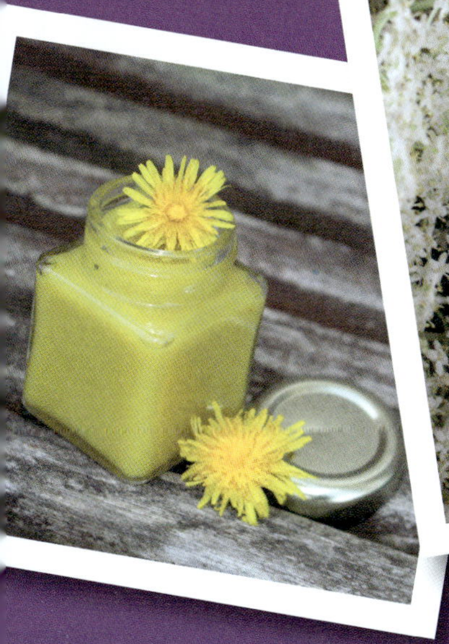

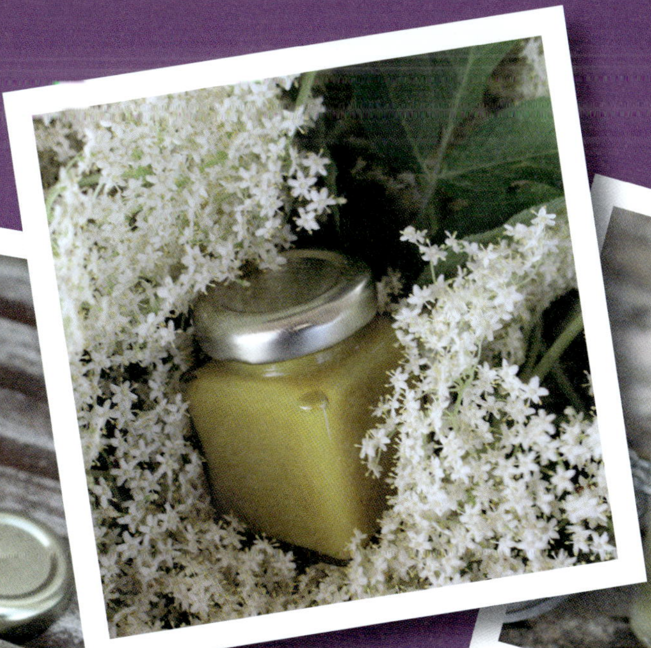

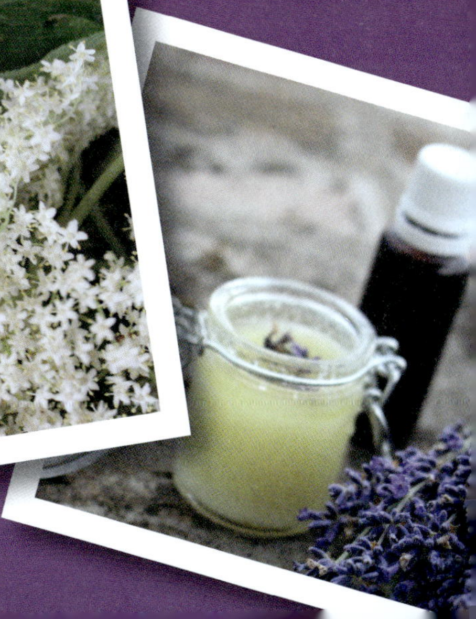

Ist die Salbe zu fest oder zu weich geworden?

Dann lassen Sie sie nochmals entweder im Mixtopf oder auch im 50–70 °C warmen Wasserbad (je nachdem, welcher Konsistenzgeber verwendet wurde; aufpassen, dass kein Tropfen Wasser in die Salbe gerät!) einige Minuten unter Rühren schmelzen und geben entweder noch in ersterem Fall etwas Öl oder in letzterem Fall etwas Konsistenzgeber (Bienenwachs, Kakaobutter, Lanolin) dazu. Nun erneut abfüllen wie vorher. Das Ganze kann man auch vermeiden, wenn man vor dem Abfüllen der noch flüssigen Salbe einen Test vornimmt: ein paar Tropfen auf einen kalten Teller geben und wie beim Marmelade-Einkochen testen, ob die Salbe, wenn sie erstarrt, dem eigenen Anspruch hinsichtlich der Konsistenz entspricht.

Zu weiche Salben werden auch fester, wenn man sie im Kühlschrank lagert.

Öle und Fette

Für die Salbenherstellung benötigen wir eine sogenannte Fettphase, in die die Wirkstoffe der Drogen eingearbeitet werden in Form eines Kräuter-Öl-Auszuges (Warm- oder Kaltmethode) oder auch in Form ätherischer Öle. Durch das Hinzufügen von geschmolzenem Bienenwachs, Lanolin oder Carnaubawachs (z. B. für eine vegane Variante) wird das flüssige Öl dann zur festen Salbe.

Kokosöl

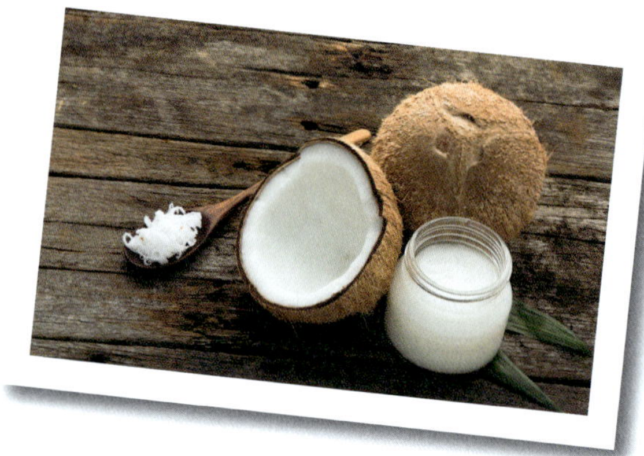

Gemeint ist hier sogenanntes »Virgin Oil«, das kalt bis zimmerwarm fest ist und fein nach Kokos duftet. Es eignet sich hervorragend für die Salbenzubereitung, da es wärmestabil (es wird ja auch zum Kochen bis zu 200 °C verwendet) sowie sehr lange haltbar ist. Es zieht gut in die Haut ein, wirkt pflegend, feuchtigkeitsspendend und leicht antientzündlich sowie beruhigend auf die gereizte Haut. Kokosöl ist bereits bei etwa 24 °C flüssig, weswegen man reine Kokossalben bei den wärmeren Temperaturen im Sommer im Kühlschrank lagern sollte, wodurch sie dann aber recht fest werden. Dies kann man verhindern, indem man Bienenwachs darin schmilzt, dann bleibt die Salbe stabil und »schmierfähig«. Ich verwende grundsätzlich Lebensmittelqualität (bio) – nicht benötigte Mengen wandern in Kochtopf und Pfanne.

Oliven-, Sonnenblumen- oder Rapsöl

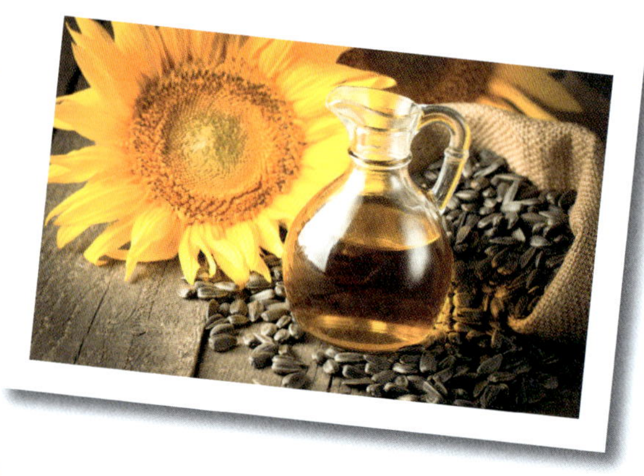

Bitte verwenden Sie kalt gepresste Öle, am besten aus biologischem Anbau. An Ihre Haut sollten Sie im Idealfall nichts lassen, was Sie nicht auch essen würden, sie ist schließlich das größte menschliche Organ! Diese Pflanzenöle dienen dazu, Wirkstoffe aus den Heilkräutern zu ziehen, und geben der Salbe ihre ölige Konsistenz. Je nach Präferenz können sie beliebig untereinander ausgetauscht werden. Kalt gepresste

Öle enthalten zudem viele ungesättigte Fettsäuren und zum Teil auch Vitamine (z. B. E), die sie besonders hautpflegend machen, gut eindringen und die Wirkstoffe auch in die Hautzellen schleusen können.

Eucerin (wasserfrei)

Eine Salbengrundlage, die Basis für kalt gerührte Cremes, also Salben mit einem Wasseranteil, ist. Sie besteht aus Petroleum, Lanolinalkohol und Wollwachsalkoholen. Mit ihrer Hilfe kann man schnell und unkompliziert günstige Cremes herstellen, die auch ohne zusätzliche Konservierungsstoffe kühl gelagert lange haltbar sind. Sie lassen sich gut auftragen und geben einen leichten Schutzfilm auf die Haut. Dafür muss man jedoch einen Anteil an mineralischem ÖL und Wollwachs hinnehmen.

Vaseline

Richtig ist: Vaseline (ein Gemisch aus festen und flüssigen Kohlenwasserstoffen aus Erdöl, Schmelzbereich: 38–58 °C) wird grundsätzlich aus Mineralöl hergestellt. Sie wird jedoch gereinigt und von uns nur in Apothekenqualität (also auf Schadstoffe geprüft und gereinigt) verwendet. Vaseline ist nicht nur sehr preisgünstig zu haben und eignet sich sehr gut für eine bestimmte Salbenart, sondern ist auch sehr lange haltbar. In ärmeren Ländern (z. B. in Südamerika) wird sie sogar fast ausschließlich für die Herstellung eigener Kräutermedizin genommen. Sie braucht nicht gekühlt zu werden, hält sich, ist einfach zu handhaben und, wie gesagt, auch für den schmalen Geldbeutel erschwinglich.

In der Landwirtschaft ist eine Form von Vaseline, das Melkfett, dem oft noch Auszüge der Ringelblume zugesetzt werden, zur Pflege der beanspruchten Arbeitshände und auch zur Euterpflege und, mit Lorbeeröl gemischt, für die Hufpflege bekannt.

Die hautpflegenden und entzündungshemmenden Eigenschaften einer schmierigen Masse an den Ölbohrgestängen wurden von den Ölarbeitern bereits zur Behandlung von Schürf- und Brandwunden verwendet, die dadurch schneller verheilten. Der Chemiker Robert Chesebrough reinigte diese Masse und entwickelte sie weiter bis zum patentierten Produkt mit dem Namen Vaseline.

Weiße Vaseline ist nun die mittels Schwefelsäure, Bleicherden und Aktivkohle gereinigte Version, während gelbe Vaseline nicht damit behandelt wird. Daher bevorzuge ich die leicht gelbliche unbehandelte Variante

Vaseline hat die Eigenschaft, eher schlecht in die Haut einzuziehen, weshalb sie besonders günstig für Salben ist, die nur sehr langsam einziehen sollen oder die Haut (bzw. Wunde) eher verschließen und schützen sollen. Sie lässt sich auch gut mischen (siehe Gundermann-Gänseblümchen-Wundbalsam S. 50). Bitte kaufen Sie nur in Arzneibuchqualität hergestellte Vaseline (Bezeichnung DAB).

In sehr vielen handelsüblichen Salben (sowohl zur Körper- und Gesichtspflege als auch in Heilsalben) wird heute Vaseline verwendet. Vielleicht, weil sie so lange haltbar und dabei noch günstig ist.

Wer auf keinen Fall Vaseline benutzen will oder sie einfach nicht verträgt, kann sie zum Beispiel durch Lanolin(anhydrat) ersetzen.

Wachse (Konsistenzgeber):

Man verwendet verschiedene Wachse, um der Salbe eine feste Konsistenz zu geben, denn sie wird ja grundsätzlich aus einer Ölphase hergestellt. Je nachdem, wie fest sie werden soll, kann man den Wachsanteil verringern oder erhöhen. Lagert man die fertige Salbe kalt (zum Beispiel im Kühlschrank), wird sie sowieso recht fest. Lässt man sie im vergleichsweise warmen Bad stehen, ist sie wiederum mehr oder weniger weich. Der individuelle Anspruch bestimmt daher, wie Sie Ihre Salbe herstellen sollten. Beim nächsten Anrühren passen Sie die Mengen einfach nach Wunsch an.

Die hier aufgeführten Konsistenzgeber haben aber auch noch andere positive Eigenschaften, die unsere hausgemachten Salben zusätzlich verbessern.

Bienenwachs

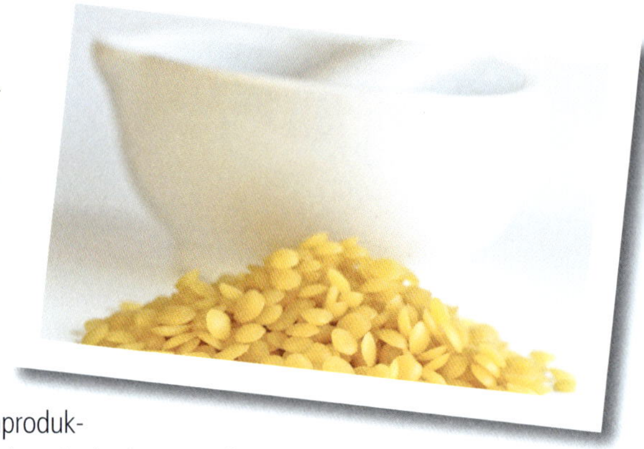

Am besten verwenden Sie naturbelassenes, also ungebleichtes Wachs. Es färbt die Salben zwar gelblich, enthält aber noch alle nützlichen Wirkstoffe, die dieses Bienenerzeugnis in unsere Heilsalben bringen kann. Außerdem pflegt Bienenwachs die Haut durch einen leichten Schutzfilm. Für Veganer ist Bienenwachs als tierisches Produkt keine Option und kann durch Carnaubawachs, Kakaobutter oder Sheabutter ersetzt werden. Bienenwachs hat den typischen Duft von Bienenprodukten und eignet sich für Personen mit Bienenallergie oftmals nicht (evtl. einen Allergietest machen).

Das Wachs kauft man praktischerweise in Form von kleinen Pastillen, die bei 60–65 °C schmelzen. Bei der Salbenherstellung müssen Sie darauf achten, dass sie nicht auf dem Messer vom Mixtopf liegen bleiben (bei kleineren Mengen bis zu 200 g Öl).

Carnaubawachs

Dieses rein pflanzliche Wachs wird aus der Carnaubapalme gewonnen und auch in der Lebensmittelindustrie sowie zur Herstellung von Autowachsen oder Lack- und Schuhpolituren verwendet. Es hat einen hohen Schmelzpunkt von 80–90 °C, weshalb ich persönlich es nicht so gern für meine Heilsalben einsetze. Viele Wirkstoffe, die wir sorgsam bei milden Temperaturen aus den Heilkräutern ausgezogen haben, werden durch diese starke Erhitzung, nämlich wieder zerstört. Für Veganer stellt Carnaubawachs eine der Möglichkeiten dar, tierisches Bienenwachs zu ersetzen, es ist frei von Duftstoffen (günstig für Allergiker) und gilt gesundheitlich als unbedenklich. Bei hohen Umgebungstemperaturen (im Sommer oder in wärmeren Regionen) hat es den Vorteil, Salben stabil zu halten.

Kakaobutter

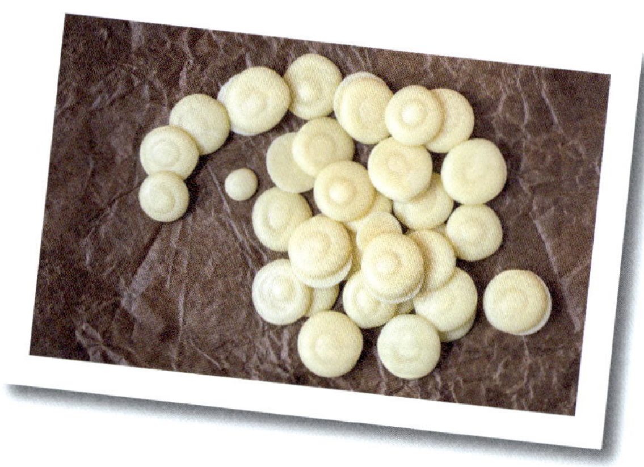

Dieses Fett wird beim Pressen der Kakaobohnen gewonnen, schmilzt etwa bei 29–36 °C (also bei Körpertemperatur) und ist darunter fest. Man bekommt es oft im Lebensmittelhandel bei den Backwaren.

Kakaobutter eignet sich zur Herstellung von Salben und Zäpfchen. Besonders hilfreich ist sie bei trockener, rissiger Haut, sie soll Falten mildern und

Schwangerschaftsstreifen vorbeugen. Wasseranteile nimmt sie fast nicht auf, daher müssen Emulgatoren verwendet werden, wenn man Cremes mit einem Wasseranteil auf Kakaobutterbasis herstellen will. Für hochwertige Heilsalben empfiehlt sich die etwas gelbliche und stärker nach Schokolade duftende unraffinierte Kakaobutter, eventuell in Bioqualität. Praktisch für die Salbenherstellung sind Kakaobutterpastillen bzw. -drops. Beim Zugeben müssen Sie darauf achten, dass sie nicht auf dem Messer vom Mixtopf liegen bleiben (bei kleineren Mengen bis zu 200 g Öl).

Lanolin(anhydrat)

Lanolin wird aus der Wachsschicht in der Wolle von Schafen ausgewaschen. Es hat hautpflegende und entzündungshemmende Eigenschaften. Außerdem kann man mit dem sogenannten Lanolinanhydrat, also einem wasserfreien Fett, einen gewissen Anteil an Wasser (oder wasserhaltigen Bestandteilen) in die Salbe einarbeiten, was sich sonst vom Öl bzw. Fett wieder trennen würde.

Achten Sie bitte auf kontrollierte (Bio-)Qualität, denn sonst kann es Rückstände von Pestiziden enthalten.

Für Veganer ist Lanolin als tierisches Produkt nicht geeignet und kann durch Carnaubawachs, Kakaobutter oder Sheabutter ersetzt werden.

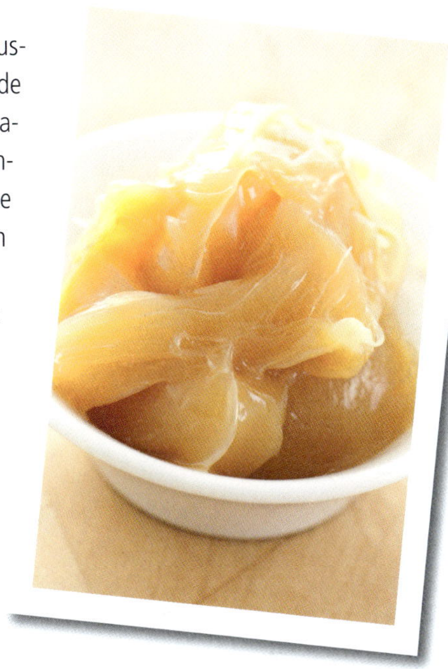

Nasenbalsam

Bei Katarrhen der Nase, Nebenhöhlen- und Stirnhöhlenentzündung, Polypen, Stockschnupfen.

Am besten in mehrere kleine Döschen abfüllen und diese im Kühlschrank lagern. Immer eines davon außerhalb in Verwendung nehmen, dann hält sich die Salbe recht lange.

Anwendung:
2- bis 3-mal täglich in und um die Nase bis zur Stirn (bei Stirnhöhlenentzündung) dünn auftragen. Darauf achten, dass nichts in die Augen gerät. Bei Babys und Kleinkindern bis 3 Jahren nur auf die äußeren Nasenflügel dünn auftragen.

Für etwa 100 ml
Aufwand: 3 Min.
Rührdauer: 16–26 Min.

50 g Olivenöl
50 g Sesamöl
10 g Lanolin (bio)
15 g Bienenwachs
1 TL Vogelmieren-Urtinktur (S. 24)
1 TL Katzengamandertinktur (S. 26)

Leidet man unter trockenen Nebenhöhlen, lässt man eine Tinktur weg und fügt stattdessen 2 g d-Panthenol 75 % hinzu. Diese pflegende Nasensalbe kann man unbedenklich auch über einen längeren Zeitraum anwenden.

1. Olivenöl, Sesamöl, Lanolin und Bienenwachs in den Mixtopf geben und **6 Min./65 °C/Stufe 1.5/ohne MB** schmelzen lassen. Darauf achten, dass kein Wachs oder Lanolin auf dem Messer liegt!
2. Nun die Tinkturen einrühren und die Salbe **10 Min./Stufe 1.5/ohne MB** rühren. Wenn die Salbe fest zu werden beginnt, abfüllen, sonst noch einmal 5–10 Min. lang rühren und dann abfüllen.

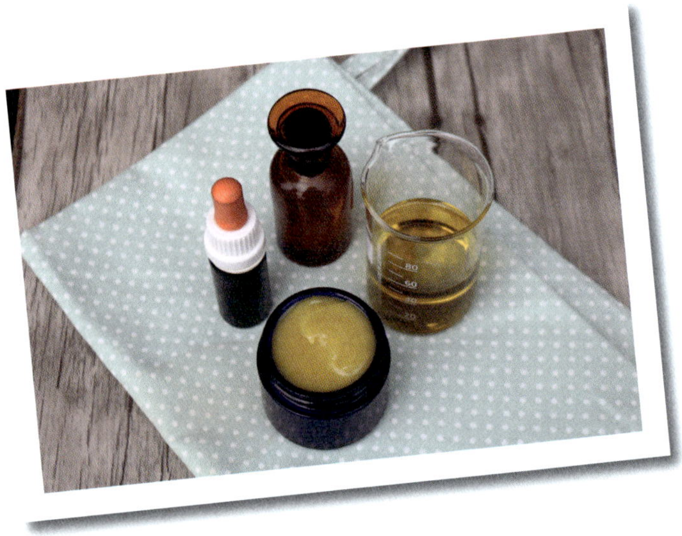

Birkensprossensalbe nach Hildegard von Bingen

Diese altbewährte Salbe wird bei Entzündungen der Haut und harten Geschwüren eingesetzt. In der Kokosöl-Variante hilft sie auch bei Akne und unreiner Haut.

Sprossen bitte immer von mehreren Bäumen sammeln, damit kein Baum Schäden erleidet. Außerdem schnellstmöglich weiterverarbeiten.

Anwendung:
Mehrmals täglich auf die betroffenen Hautstellen auftragen; vorher die Haut gut reinigen und desinfizieren. Nicht auf offenen (größeren) Wunden verwenden.

Für 150 ml
Aufwand: 3 Min.
Rührdauer: 63 Min.
Wartezeit: 2–3 Tage

50 g Birkensprossen (Knospen, die sich gerade öffnen)
200 g Kokosöl (bio)
15 g Bienenwachs (kann auch weggelassen werden, wenn die Salbe weich sein soll)

1. Birkensprossen in den Mixtopf geben und **10 Sek./Stufe 6/mit MB** hacken. Kokosöl zufügen **und 6 Min./70 °C/Stufe 2/ohne MB** rühren, sodass eventuelle Keime, die auf den Sprossen sitzen könnten, vernichtet werden. Nun ausziehen: **50 Min./50 °C/Stufe2.5/ohne MB.**
2. Danach das Bienenwachs zugeben und nochmals **6 Min./65 °C/Stufe 2.5/ohne MB** rühren, bis das Wachs sich aufgelöst hat.
3. Ein Sieb mit einem Tuch oder etwas Nylongaze auslegen und das Öl nun am besten direkt in ein bzw. mehrere Salbengefäße passieren. Abkühlen lassen und verschließen.

Statt Kokosöl kann man auch Ghee (Butterschmalz) oder Schweineschmalz (Bio) verwenden.

Im Kühlschrank aufbewahren.

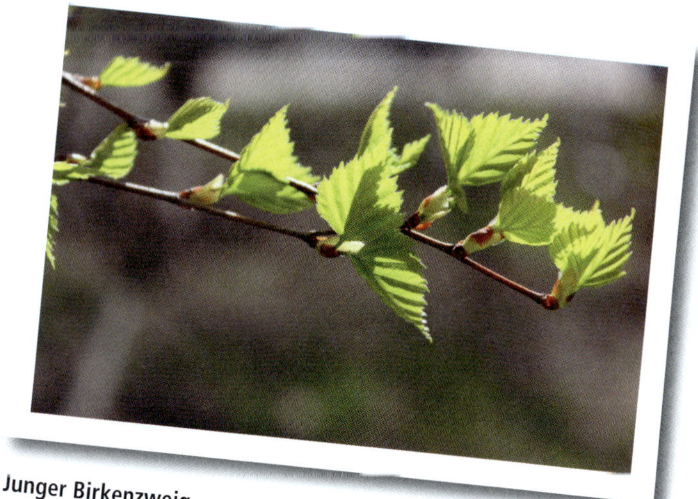

Junger Birkenzweig

Löwenzahnsalbe

Diese Salbe kann bei verhärteten und schmerzenden Muskeln helfen und macht rissige und trockene Hautstellen wieder weich.

Anwendung:
1- bis 2-mal täglich auf die Haut auftragen und einmassieren.
Auch gelegentlich als Nachtsalbe für sehr trockene, reife Gesichtshaut benutzen!

Für 150 ml
Aufwand: 5 Min.
Rührdauer: 107 Min.
Wartezeit: 2–3 Tage

50 g Löwenzahnblüten (an einem trockenen Tag um die Mittagszeit sammeln)
200 g Kokosöl
15 g Bienenwachs (ungebleicht)

Kühl gelagert hält sich diese goldgelbe Salbe bis zu 1 Jahr.

Schraubglas sowie Salbentöpfchen vor dem Füllen sauber ausspülen und mit hochprozentigem Alkohol ausreiben. Nur wenn sie ganz trocken sind, Öl bzw. Salbe einfüllen.

1. Stielreste von den Blüten abzupfen.
2. Das Kokosöl im Mixtopf **2 Min./75 °C/Stufe 1/ohne MB** schmelzen.
3. Blüten zugeben und **99 Min./60 °C/Sanftrührstufe/Linkslauf/ohne MB** ausziehen.
4. Mischung in ein Schraubglas umfüllen und 2–3 Tage an einem warmen Platz (keine direkte Sonne) ruhen lassen.
5. Dann Öl durch ein Sieb abfiltern, mit dem Rücken eines Esslöffels ausdrücken.
6. Dieses Öl mit dem Bienenwachs in den Mixtopf geben und **6 Min./65 °C/Stufe 2.5/ohne MB** schmelzen lassen. In die vorbereiteten Salbentöpfe gießen und erkalten lassen, dann erst verschließen.

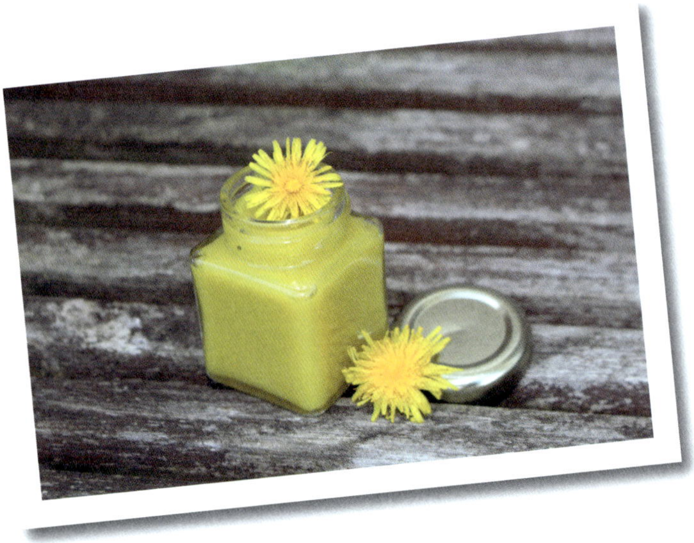

Pappelknospenbalsam

Pappelsalben stellen eines der ältesten bekannten Hausmittel dar, die überliefert sind. Man verwendet sie für Gelenkbeschwerden, Muskeln, Sehnen und Bänder, Zerrungen, kleinere Wunden und Entzündungen, Hämorrhoiden. Ursprünglich wurde sie vor allem mit Schweineschmalz hergestellt. Wer mag, tauscht also das Kokosöl gegen ein Bio-Schmalz (ungesalzen) aus. Die Salbe dann unbedingt im Kühlschrank lagern, nach etwa 2 Monaten wird sie ranzig.

Anwendung:
2- bis 3-mal täglich sanft auf die Haut auftragen. Bei Entzündungen oder Wunden Haut vorher gut reinigen und desinfizieren.

Für 200 ml
Aufwand: 5 Min.
Rührdauer: 68 Min.
Wartezeit: 2–3 Tage

30 g Pappelknospen, frisch, oder 20 g getrocknet (siehe Bezugsquellen)
200 g Kokosöl
20 g Kakaobutter

1. Die sauberen Knospen in den Mixtopf geben und **10 Sek./Stufe 5/mit MB** hacken. Kokosöl zugeben und **60 Min./50 °C/Stufe 2/ohne MB** rühren. Mischung in eine Schüssel umschütten und 3 Tage lang an einem warmen Platz ziehen lassen, sodass das Öl noch flüssig bleibt.
2. Dann Öl durch ein feines Sieb in den Mixtopf filtern und die Kakaobutter zufügen (darauf achten, dass nichts davon auf dem Messer liegt). **7 Min./50 °C/Stufe 1.5/ohne MB** schmelzen lassen, dann Salbe in vorbereitete Dosen abfüllen, abkühlen lassen und verschließen.

Die Salbe hält sich kühl gelagert bis zu 1 Jahr.

Dieses Rezept ergibt eine weiche Salbe, die sofort schmilzt und schnell von der Haut aufgenommen wird. Wer sie fester mag, lagert sie entweder im Kühlschrank (bzw. an einem sehr kalten Platz) und nimmt immer nur die benötigte Menge heraus oder verwendet die doppelte Menge Kakaobutter.

Mixtopf gründlich mit einer Bürste reinigen, das Harz der Pappelknospen ist recht klebrig.

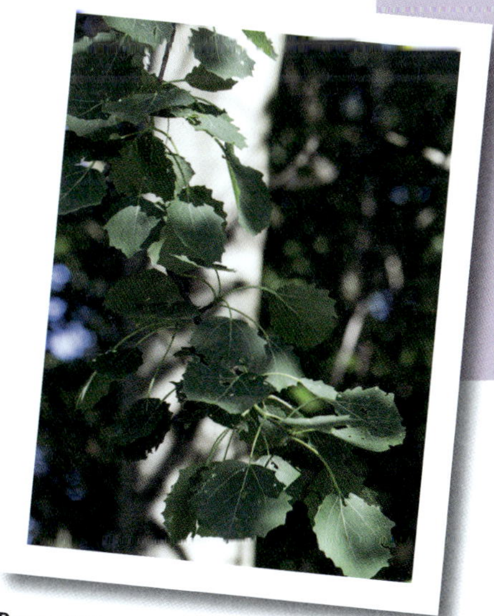

Pappelblätter

Beinwellsalbe

Beinwell ist die Heilpflanze für den Bewegungsapparat, sprich zum Wiederaufbau nach Knochenbrüchen, bei Arthrose, Gelenkschmerzen, Zerrungen. Doch auch bei Quetschungen und Prellungen, blauen Flecken, Sportunfällen, Stauchungen, Ischiasentzündung, Venenentzündung, Sehnenscheidenentzündung und Hämorrhoiden entfaltet er seine wunderbaren Kräfte.

Bei offenen Wunden ist von der Verwendung eher abzuraten, denn Beinwell enthält in kleinen Mengen Pyrrolizidinalkaloide (können lebertoxisch sein und über die Wunde in den Blutkreislauf gelangen), wobei er grundsätzlich wundheilungsfördernde, zellerneuernde und entzündungshemmende Eigenschaften besitzt.

In der Apotheke ist zum Beispiel eine Salbe mit Beinwellextrakt unter dem Namen Kytta-Salbe® verfügbar.

Anwendung:
Schmerzende Stellen 1- bis 2-mal täglich mit der Salbe einreiben. Bei starken Schmerzen ist ein Salbenumschlag hilfreich: Salbe messerrückendick auftragen, mit einem sauberen Tuch abdecken, mit einem weiteren Tuch oder einem Verband einwickeln und 2 Std. lang einwirken lassen. Bis zu 3-mal täglich angewendet, sollte sich die schmerzende Entzündung innerhalb weniger Tage verbessern. Bei länger andauernden Schmerzen oder Entzündungen vom Arzt untersuchen lassen.

Für 300 ml
Aufwand: 10 Min.
Rührdauer: 108 Min.
Wartezeit: 2 Tage

50 g Beinwellblätter
50 g Beinwellwurzeln, frisch, oder 25 g getrocknet
250 g Kokosöl(bio)
25 g Arnika-Ölauszug (alternativ Rapsöl, kalt gepresst)
15 g Bienenwachsplättchen (ca. 2 ½ TL)

optional (nur für Erwachsene):
30 Tropfen Rosmarinöl, ätherisch
30 Tropfen Zypressenöl, ätherisch

1. Saubere Blätter mit einer Schere grob in den Mixtopf schneiden. Frische Beinwellwurzeln mithilfe einer Bürste unter fließendem Wasser gründlich von Erde und faulenden Blattresten befreien und gut abtrocknen. In grobe Stücke schneiden, ebenfalls in den Mixtopf geben, **15 Sek./Stufe 7/mit MB** häckseln, spateln.
2. Die Öle zuwiegen und **99 Min./Stufe 2/ohne MB** ausziehen. Mischung in eine Schüssel umfüllen und mit einem Tuch abgedeckt 2 Tage lang ruhen lassen (in Heizungsnähe oder an einem warmen Platz).
3. Das noch flüssige Öl dann durch ein feines Sieb oder Tuch klar filtern. Mit dem Bienenwachs in den Mixtopf geben (aufpassen, dass nichts auf dem Messer liegen bleibt) und **8 Min./70 °C/Stufe 2/ohne MB** schmelzen.
4. Evtl. die ätherischen Öle zufügen und **20 Sek./Stufe 2/mit MB** mischen. Salbe sofort in Salbendosen umfüllen, abkühlen lassen und verschließen. Hält sich 8 Monate (kühl und dunkel lagern).

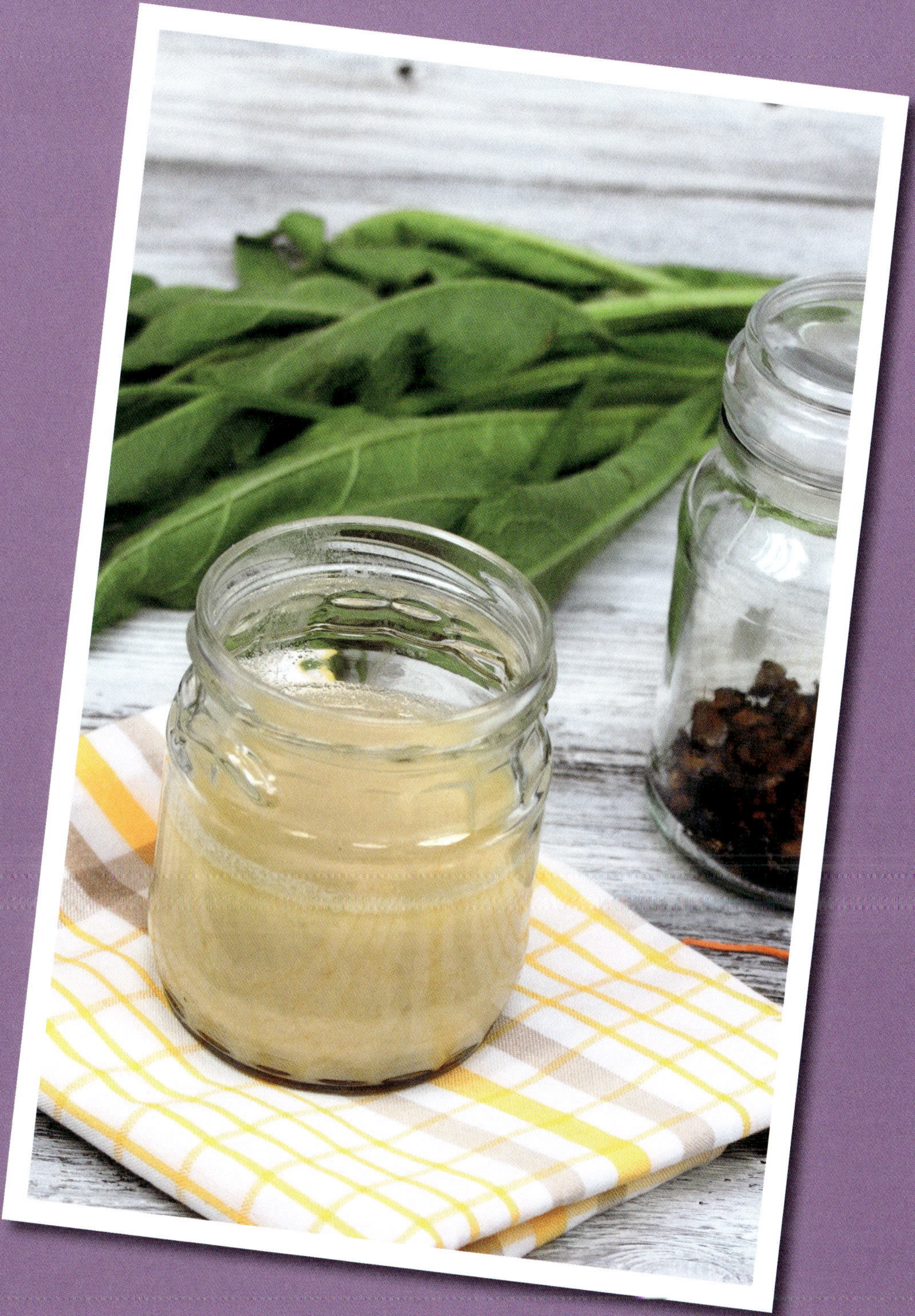

Brummkopfsalbe

Bei pochendem Kopfschmerz und beginnender Migräne kann man es mit dieser Salbe versuchen, die oft das Schlimmste verhindern hilft.

Anwendung:
Bei Bedarf dünn auf Schläfen und Nacken auftragen. Nur für Erwachsene und Jugendliche. Kleinkinder und Babys dürfen kein Pfefferminzöl und überhaupt ätherische Öle in solcher Konzentration bekommen, auch nicht äußerlich (kann zu gefährlichen Krämpfen führen!).
Die Salbe darf nicht in die Augen gelangen. Bei direktem Augenkontakt unter fließendem, eher kaltem Wasser ausspülen und bei Bedarf den Augenarzt aufsuchen.
Achtung: Ständig wiederkehrende Kopfschmerzen bedürfen ärztlicher Abklärung.

Für 100 ml
Aufwand: 5 Min.
Rührdauer: 7 Min.
Wartezeit: 20–30 Min.

100 g Kokosöl
10 g Bienenwachs oder
20 g Carnaubawachs
50 Tropfen Pfefferminzöl, ätherisch (*mentha piperita*)
30 Tropfen Lavendelöl, ätherisch

1. Kokosöl und Bienenwachs (oder Carnaubawachs) im Mixtopf **6 Min./65 °C/ Stufe 2.5/ohne MB** schmelzen. Beim Zugeben vom Wachs darauf achten, dass nichts davon auf dem Messer liegen bleibt. Wenn alles flüssig ist, weiterrühren auf Stufe 1.5, bis die Salbengrundlage auf 37 °C abgekühlt ist (abhängig von der Außentemperatur ca. 20 Min.).
2. Jetzt die ätherischen Öle hineintropfen lassen, nochmals **10 Sek./ Stufe 2/mit MB** mischen und am besten in mehrere kleine Töpfchen abfüllen. Kühl aufbewahren (muss aber nicht in den Kühlschrank), hält sich mehrere Monate.

Diese Salbe kann auch ohne Bienenwachs hergestellt werden, dann »kriecht« sie jedoch durch die weichere Konsistenz schneller und gelangt so leichter in die Augen, was wir ja verhindern wollen. Daher rühre ich sie immer mit einem Konsistenzgeber wie Wachs an.

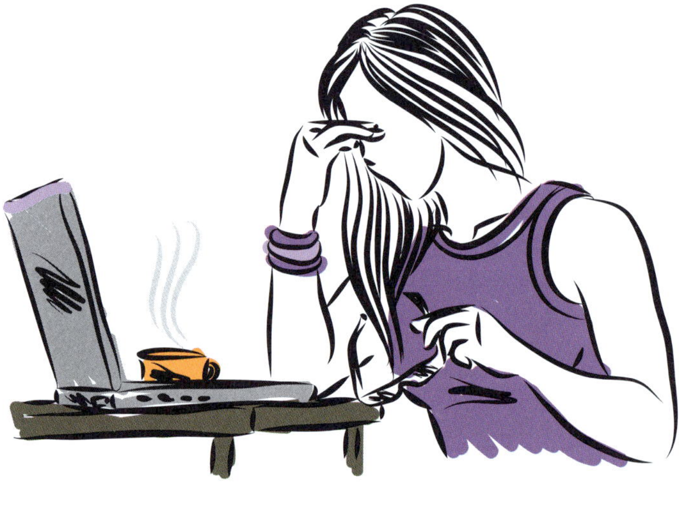

Holunderblütensalbe

Extrem trockene, sensible und reife Haut freut sich über diese duftende Salbe. Auch kleine Wunden und Schnitte hilft sie schneller zu heilen, und bei Verbrennungen soll sie schmerzlindernd und beruhigend wirken.

Anwendung:
Die Salbe 2- bis 3-mal am Tag auftragen.

Für etwa 250 ml
Aufwand: 5 Min.
Rührdauer: 120 Min.
Wartezeit: 12 Std.
(Trockenzeit) +12–18 Std.

15 Holunderblütendolden
125 g Sonnenblumenöl
100 g süßes Mandelöl
25 g Sesamöl
15 g Lanolin(anhydrat)
35 g Bienenwachs

1. Käferchen aus den Blüten schütteln, grüne Stiele weitestgehend abschneiden. Dolden über Nacht auf mehrere Teller verteilt antrocknen lassen.
2. Am nächsten Tag die Blüten mit den Ölen im Mixtopf **99 Min./50 °C/ Stufe 1.5/ohne MB** ausziehen.
3. In eine Schüssel umschütten und zugedeckt über Nacht bzw. bis zu 18 Std. lang ruhen lassen.
4. Dann das Öl durch ein Sieb abfiltern, dabei die Blüten fest ausdrücken. Öl wieder in den Mixtopf geben. Lanolin und Bienenwachs zufügen und alles **6 Min./70 °C/Stufe 1/ohne MB** erhitzen, bis alles geschmolzen ist. Dann **15 Min./Stufe 1.5/ohne MB** abkühlen lassen.
5. Nach Belieben ätherisches Öl zugeben (s. u.) und Salbe in die Salbendosen gießen. Abkühlen lassen, verschließen und beschriften.

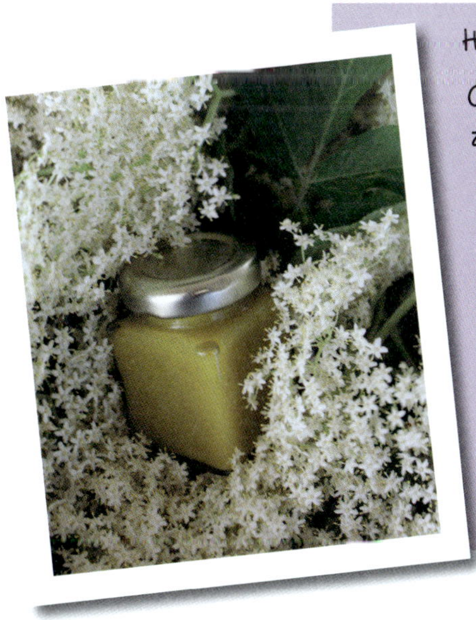

Hält sich etwa 6 Monate.

Optional auf 50 ml Salbe folgendes ätherische Öl zugeben (nur für Erwachsene):

+ 20 Tropfen Lavendelöl zum Einreiben für eine ruhige Nacht oder

+ 25 Tropfen Melissenöl zur Pflege und Behandlung von Lippenherpes oder

+ 25 Tropfen Rosengeranienöl zum Einreiben bei Erkältung und Husten oder

+ 3 Tropfen Rosenöl für extrem trockene und sensible Haut.

Gundermann-Gänseblümchen-Wundbalsam

Gundermann (oder Gundelrebe) sammeln wir im Frühling vom blühenden Kraut, am besten am späten Vormittag und nur bei trockenem Wetter, ebenso wie die Gänseblümchen, von denen nicht nur die Blüten, sondern gern auch die Blätter in unsere gute Salbe dürfen.

Beide Kräuter haben entzündungshemmende, schmerzstillende, zusammenziehende und heilungsfördernde Wirkstoffe, wobei der Gundermann besonders dafür bekannt ist, Eiter herauszuziehen (oder zu verhindern). Eine ideale Mischung also bei vielen kleineren Verletzungen, die uns oft heimsuchen. Zusätzlich kann man den Balsam aber auch zur Pflege besonders beanspruchter, rauer und rissiger Stellen wie Ellenbogen, Hände oder Fersen verwenden.

Durch den Vaselineanteil (oder Lanolinanteil) zieht die Salbe nicht sofort ein und bleibt länger auf der geschädigten Haut oder Wunde stehen, bildet also einen schützenden Film, was die Heilung verbessern kann. Man verwendet sie vor allem bei noch recht frischen Wunden, nachdem man diese gereinigt und desinfiziert hat (wenn die Stelle nicht mehr blutet).

Anwendung:
Die Salbe auftragen und einen leichten Wundverband anlegen. Am besten 2- bis 3-mal am Tag wiederholen. Größere oder sehr tiefe Wunden müssen natürlich vom Arzt versorgt werden.

Für 100 ml
Aufwand: 5 Min.
Rührdauer: 61 bzw. 66 Min.
Wartezeit: 12–24 Std.

- 30 g Gundermann, Kraut und Blüten, frisch (alternativ 15 g getrockneter Tee)
- 10 g Gänseblümchen, Blüten und Blätter, frisch (alternativ 5 g getrockneter Tee)
- 25 g Vaseline (etwa 1 EL) (alternativ 20 g Lanolin(anhydrat)
- 85 g Kokosöl

1. Gundermann und Gänseblümchen im Mixtopf **6 Sek./Stufe 8/mit MB** hacken, mit dem Spatel nach unten schieben. Vaseline und Kokosöl zugeben und **60 Min./65 °C/Stufe 1/ohne MB** rühren.
2. Wer den Mixtopf anschließend nicht benötigt, kann diesen Kräuteransatz abgedeckt einfach für 12–24 Std.stehen lassen, sonst in eine kleine Schüssel umfüllen und abgedeckt in der Nähe der Heizung mazerieren lassen.
3. Ist das Öl noch flüssig, kann es dann durch ein kleines feinmaschiges Sieb direkt in ein Salbengefäß abgegossen werden. Ansonsten im Mixtopf oder in einem kleinen Kochtopf nochmals schmelzen lassen, dann abfüllen (**5 Min./50 °C/Stufe 1/ohne MB**) und beschriften.
4. Wer eine festere Salbe bevorzugt, lagert sie im Kühlschrank, sonst genügt ein kühler und dunkler Ort.

Sie hält sich zwischen 6 und 10 Monate lang.

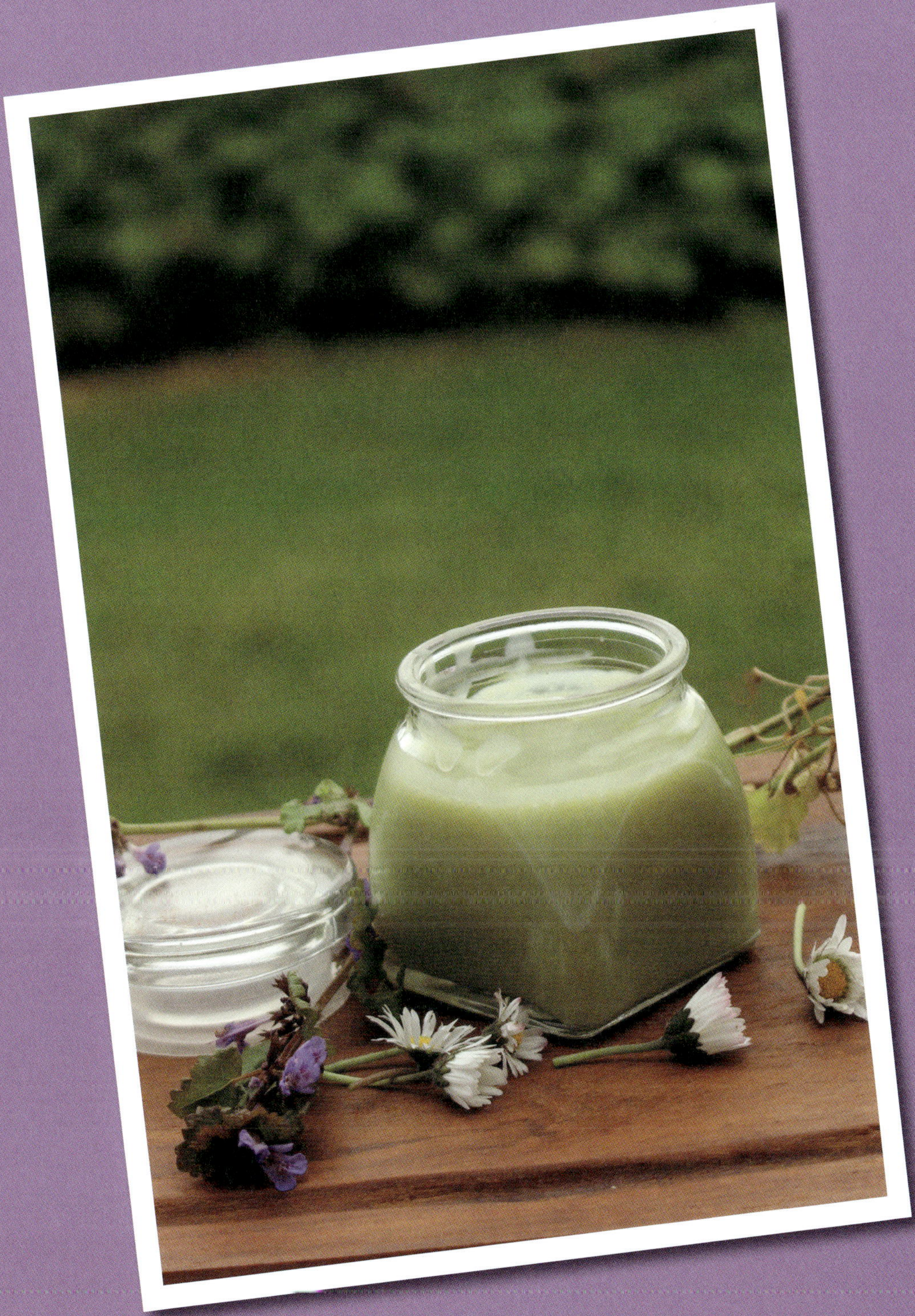

Lavendelsalbe mit Propolis

Lavendel hat – neben seinem feinen, harmonisierenden und beruhigend wirkenden Duft – auch noch entzündungshemmende, hautberuhigende sowie antiseptische Wirkstoffe.

Propolis wirkt entzündungshemmend, antiviral, antibiotisch, antibakteriell und antimykotisch, kann also die Haut gegen Bakterien, Viren und auch Pilze schützen bzw. diese bekämpfen.

Diese Kräutersalbe kann man bei sämtlichen entzündlichen und eitrigen Irritationen der Haut (auch bei Akne), Abszessen, Pilzinfektionen, Furunkel, entzündeten Hämorrhoiden, leichteren Verbrennungen und außerdem zur Narbenpflege, bei Nagelbettentzündung, rissiger Haut, die sich leicht entzündet, und nach der Rasur bei gereizter Haut verwenden. Grundsätzlich kann sie auch zur Pflege von wunden Babypopos eingesetzt werden (dünn auftragen).

Propolis hinterlässt einen leicht klebrigen, aber schützenden Film auf der Haut.

Achtung: Wer allergisch auf Bienen oder Bienenprodukte reagiert, sollte sie nicht einsetzen oder zumindest vorher an einer kleinen Stelle einen Allergietest vornehmen bzw. die Anwendung mit seinem Arzt absprechen.

Anwendung:
Die Salbe nach Bedarf 2- bis 3-mal am Tag dünn auftragen.

Für etwa 260 ml
Aufwand: 5 Min.
Rührdauer: 87 Min.
Wartezeit: 12–24 Std.

30 g Lavendelblüten, frisch, oder getrocknet (ca. 4 EL)
300 g Kokosöl
15 g Bienenwachs
1 TL Lanolin, anhydrat
40 Tropfen Propolistinktur (15–20%ig)

1. Lavendelblüten mit dem Kokosöl im Mixtopf **60 Min./60 °C/Stufe 2/ohne MB** rühren. Über Nacht bzw. bis zu 24 Std. lang ruhen lassen (evtl. in eine Schüssel umschütten).
2. Am nächsten Tag Öl **1 Min./40 °C/Stufe 1.5/ohne MB** verflüssigen und durch ein Sieb filtern. Den Mixtopf mit einem Tuch ausreiben, sodass keine Pflanzenteile mehr darin sind.
3. Lavendelblütenöl, Bienenwachs und Lanolin in den Mixtopf geben und **6 Min./65 °C/Stufe 1.5/ohne MB** schmelzen lassen. Darauf achten, dass kein Wachs auf den Messerschneiden liegt.
4. Dann **20 Min./Stufe 1.5/ohne MB** rühren.
5. Ist die Salbe auf etwa 50 °C heruntergekühlt, die Propolistinktur hineintropfen lassen. Sobald der Ölauszug zu erstarren beginnt, in Salbentöpfchen umfüllen. Ausgekühlt verschließen.

Bis zu 1 Jahr haltbar.

Für noch mehr Lavendelduft und -wirkung mit dem Propolis zusammen 50 Tropfen ätherisches Lavendelöl zugeben und vermischen.

In der kühlen Jahreszeit kann die Salbe auch ohne das Bienenwachs hergestellt werden.

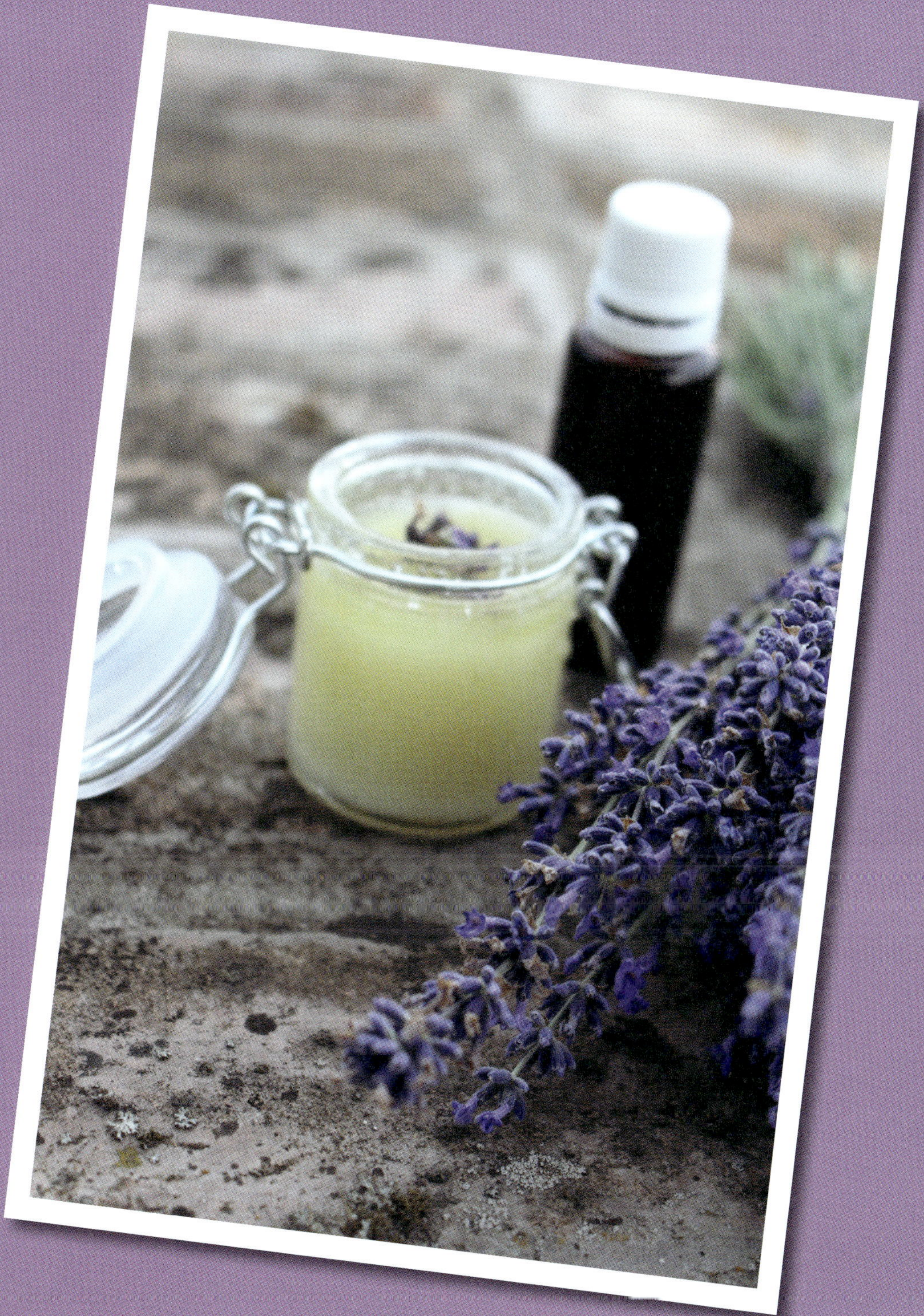

Hauswurz-Basilikum-Salbe, kalt gerührt

Diese Salbe wirkt heilungsanregend und entzündungshemmend bei Hautentzündungen und Wunden, Sonnenbrand, leichteren Verbrennungen, Insektenstichen, Abschürfungen und Prellungen.

Anwendung:
Mehrmals täglich dünn auftragen. Gibt einen leichten Schutzfilm auf die Haut.

Für etwa 150 ml
Aufwand: 5 Min.
Rührdauer: 2 Min.
Wartezeit: 3 Std.

50 ml Wasser
1–2 Stängel Basilikum
45 g Eucerin, wasserfrei (Bezugsquelle siehe Anhang)
20 ml Hauswurztinktur (S. 35)
40 ml Ringelblumen-Ölauszug (alternativ Johanniskraut-Rotöl, S. 68, oder Wundöl, S. 65)

Hält sich etwa 6 Monate.

1. Wasser zum Kochen bringen, Basilikum grob zerpflücken und in eine Tasse geben. Mit dem kochenden Wasser übergießen, 3 Std. lang (oder über Nacht) zugedeckt stehen lassen. Das Wasser, das sich im Deckel gesammelt hat, wieder hineinschütten. Dann 40 ml davon abfiltern.
2. Eucerin in den Mixtopf wiegen. Basilikumsud mit der Tinktur vermischen und ⅓ davon zum Eucerin geben, **10 Sek./Stufe 3/ohne MB** mischen.
3. Die Hälfte vom Ringelblumen-Ölauszug zugeben, **10 Sek./Stufe 3/ohne MB** rühren.
4. Das nächste Drittel der wässrigen Lösung zuschütten, **10 Sek./Stufe 3/ohne MB** mixen.
5. Restlichen Ringelblumen-Ölauszug dem Kräuteröl zugeben, **10 Sek./Stufe 3/ohne MB** mischen.
6. Rest der Wasserlösung hinzufügen, **10 Sek./Stufe 3/ohne MB** rühren.
7. Kontrollieren, ob alles Wasser in die Creme eingearbeitet wurde, sonst **15 Sek./Stufe 3/ohne MB** mixen oder 1 TL Eucerin nachgeben und mischen.
8. Salbe in saubere Salbentiegel abfüllen, abkühlen lassen, verschließen und kühl lagern.

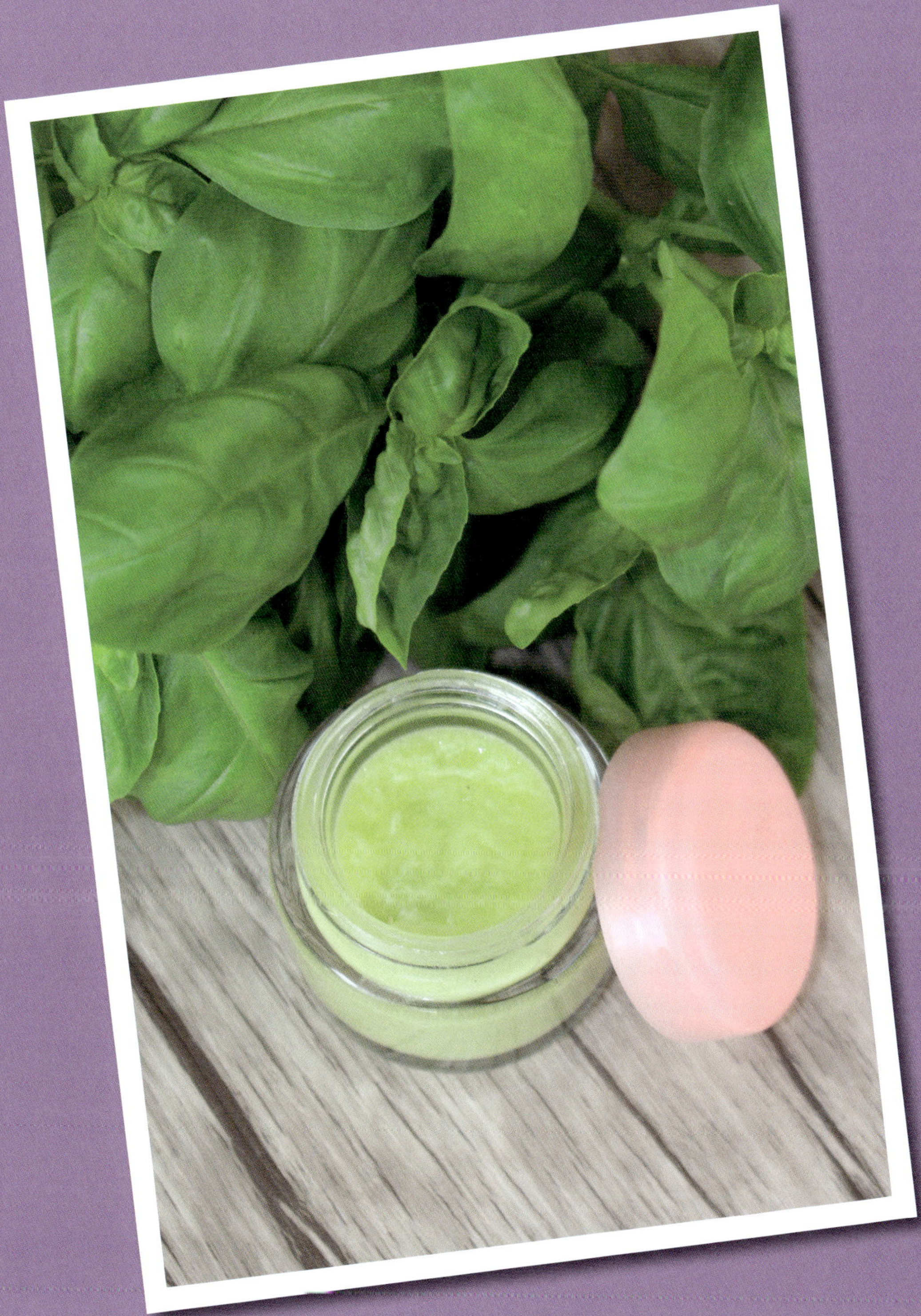

Ringelblumensalbe

Ein Klassiker in der Salbenherstellung ist die Ringelblumensalbe, die sich bei vielen Wehwehchen von alters her bewährt hat. Sie hilft bei schlecht heilenden Wunden, nässenden Ausschlägen, Blasen an den Füßen (nicht aufstechen, nur Salbe auftragen und mit einem Pflaster abdecken), Krampfadern, Hämorrhoiden, rauen und stark beanspruchten Hautstellen.

Um Kreuzallergien vorzubeugen, verwendet man nur die Blütenblätter für die Salbe.

Anwendung:
Mehrmals täglich dünn einreiben, eventuell einen Salbenumschlag damit machen.

Für etwa 200 ml
Aufwand: 5–10 Min.
Rührdauer: 105 Min.
Wartezeit: 2 Tage

200 g Kokosfett (bio)
40 g Ringelblumenblüten, frisch (nur die Blütenblätter, ohne Blütenkelch)
oder 20 g getrocknet
20 g Lanolin (anhydrat) (alternativ 15 g Kakaobutter)
optional 5 g Bienenwachs (wenn die Salbe nicht im Kühlschrank aufbewahrt wird)

Bis 1 Jahr haltbar.

1. Kokosfett und Ringelblumenblütenblätter in den Mixtopf geben und **99 Min./50 °C/Stufe 1.5/ohne MB** ausziehen. Mischung in eine Schüssel umfüllen und idealerweise zugedeckt 2 Tage lang an einem warmen Ort ruhen lassen, sodass das Öl noch flüssig ist (wer die Salbe ganz dringend benötigt, macht sofort mit dem nächsten Schritt weiter).
2. Öl durch ein feines Sieb filtern und erneut in den (sauberen) Mixtopf geben. Lanolin (oder Kakaobutter) und evtl. Bienenwachs zugeben und **6 Min./60 °C/Stufe 1.5/ohne MB** schmelzen (dabei darauf achten, dass nichts auf dem Messer liegen bleibt).
3. Salbe in ein Salbengefäß füllen, abkühlen lassen und verschließen.

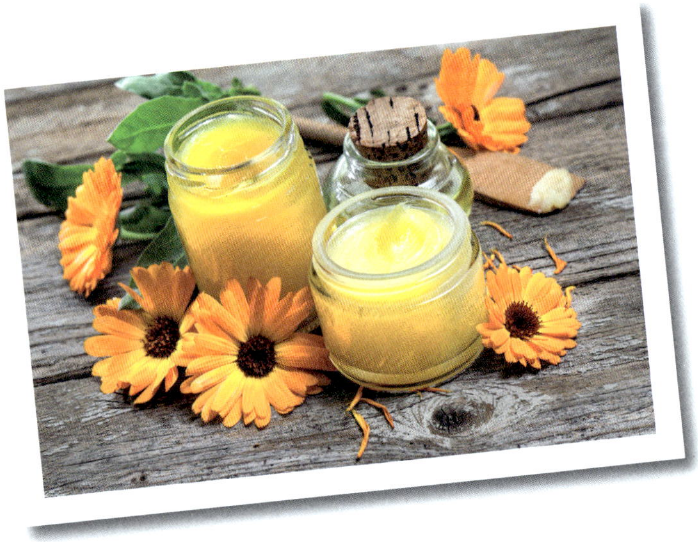

KRÄUTERÖLE UND MAZERATE

Im Thermomix® lassen sich wundervoll duftende, wertvolle Kräuteröle herstellen. Man verwendet sie als Massageöl, zum Einölen trockener Haut, mit einem Emulgator als Badezusatz oder für die Herstellung von Heil- und Pflegesalben. Wer das Öl sehr schnell benötigt, kann es sofort nach dem Rühren auskühlen lassen, abfiltern und in Flaschen abfüllen. Gehaltvoller wird es jedoch, wenn man ihm ein bis drei Wochen lang an einem warmen Ort Zeit gibt, damit sich noch weitere Wirkstoffe im Öl lösen können.

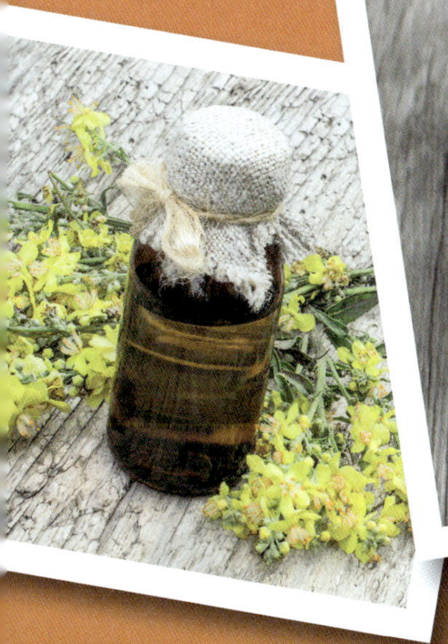

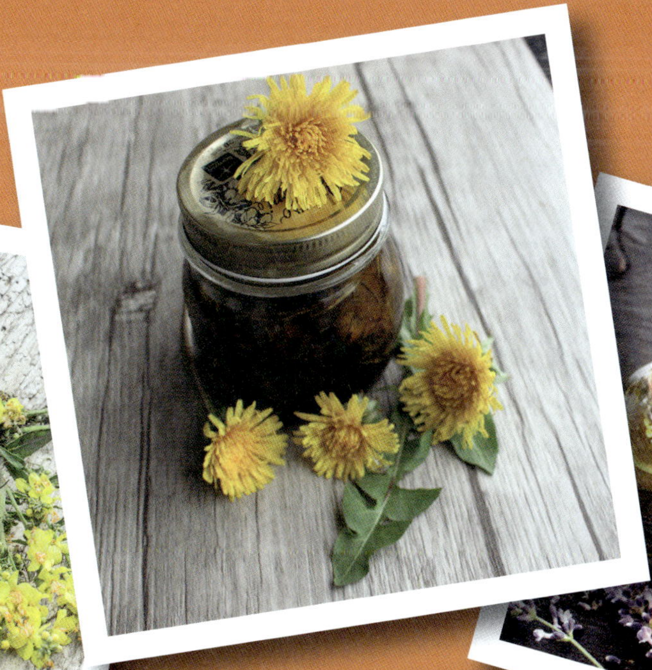

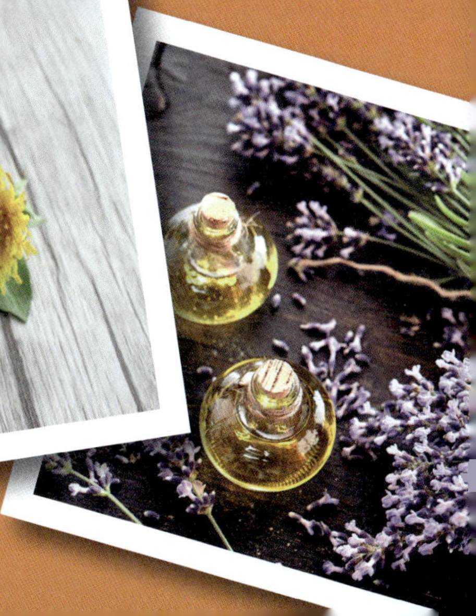

Bitte achten Sie beim Abfüllen darauf, dass das Kräuteröl klar gefiltert ist und in eine absolut trockene Flasche (am besten aus Dunkelglas) abgefüllt wird. Danach muss es dunkel und kühl gelagert werden.

Besonders bei der Verwendung von frischem Pflanzenmaterial ist die Gefahr der Verkeimung mittels Kondenswasser gegeben, darum bei längerer Wartezeit Ölansatz zwischendurch immer wieder kontrollieren und Wassertropfen mit einem sauberen Tuch abnehmen. Alternativ verschließt man das Ansatzglas nicht mit dem Schraubdeckel, sondern deckt es mit einem Mull- oder Leinentüchlein oder Butterbrotpapier ab, damit keine Insekten oder Staub hineingelangen können, und bindet es dann mit einem Gummi oder Küchengarn zu.

Um Keime von vorneherein abzutöten, werden die Auszüge vorab kurz auf 70 °C erhitzt.

Arbeitet man ohne Konservierungsstoffe, halten sich diese wertvollen Öle an einem kühlen und vor allem dunklen Ort (oder in dunkle Flaschen abgefüllt) zwei bis vier Monate lang. Möchte man sie länger aufheben, sollte man sie konservieren. Folgende Wirkstoffe sind dafür geeignet:

- **Antiranz** ist ein Konservierungsmittel für Naturkosmetik, speziell für Öle und Fette, die bekanntlich dazu tendieren zu oxidieren, also ranzig zu werden.
  Dosierung:
  4 Tropfen auf 100 ml verlängern die Haltbarkeit etwa um 2 Monate

- **Paraben K** ist ein synthetisch hergestellter, aber sehr milder Konservierer.
  Dosierung:
  10 Tropfen auf 100 g verlängern die Haltbarkeit um 3 Monate.
  20 Tropfen auf 200 g verlängern die Haltbarkeit um 6 Monate.

Höher dosiert verlängert nicht mehr, erhöht aber das Risiko von Unverträglichkeiten!

Emulgatoren

Öl ist grundsätzlich nicht wasserlöslich. Will man das Kräuteröl zum Baden ins Wasser geben, sollte man daher dem fertigen Kräuteröl einen Emulgator (z. B. Fluidlecithin BE) zugeben (gut vermischen). So wird daraus ein wertvolles Badeöl; 2–3 EL genügen für ein Vollbad. Es lohnt sich, besonders hochwertige Öle zu verwenden, die man auch gut miteinander mischen kann.

Für einzelne Bäder kann man aber auch 2 EL des fertigen Kräuteröls mit 50 ml Sahne oder 2–3 EL Honig verrühren und im Badewasser auflösen. Sie werden es lieben!

Nach dem Baden die Wanne sehr heiß ausspülen und trocknen.

Lavendel-Kräuteröl

Eine abendliche Fußmassage mit diesem Kräuteröl oder ein duftendes Ölbad lassen Stress und Abgespanntheit verschwinden und ermöglichen einen erholsamen und ruhigen Schlaf.

Anwendung:
Für das Badeöl entweder Emulgator nach Wunsch zumischen oder 2 EL vom Kräuteröl mit 2 EL Honig verrühren und dem einlaufenden Badewasser zugeben.

Für 300 ml
Aufwand: 5 Min.
Rührdauer: 127 Min.
Wartezeit: 1 Woche

220 ml Olivenöl
30 g Lavendelblüten, getrocknet
100 ml Jojobaöl

optional:
30 Tropfen Lavendelöl, ätherisch
15 Tropfen Minzöl, ätherisch
20 Tropfen Orangenöl, ätherisch

1. Olivenöl und Lavendelblüten im Mixtopf **7 Min./70 °C/Stufe 2/ohne MB** erhitzen. Dann **120 Min./50 °C/Stufe 1.5/ohne MB** rühren.
2. Öl in ein Schraubglas umfüllen, 1 Woche lang an einem warmen Ort ruhen lassen. Zwischendurch den Deckel auf Kondenswasser kontrollieren und evtl. trocknen.
3. Dann das Öl durch ein feines Sieb filtern. Das Jojobaöl sowie nach Belieben die ätherischen Öle zugeben, alles gut mischen und in Flaschen abfüllen.

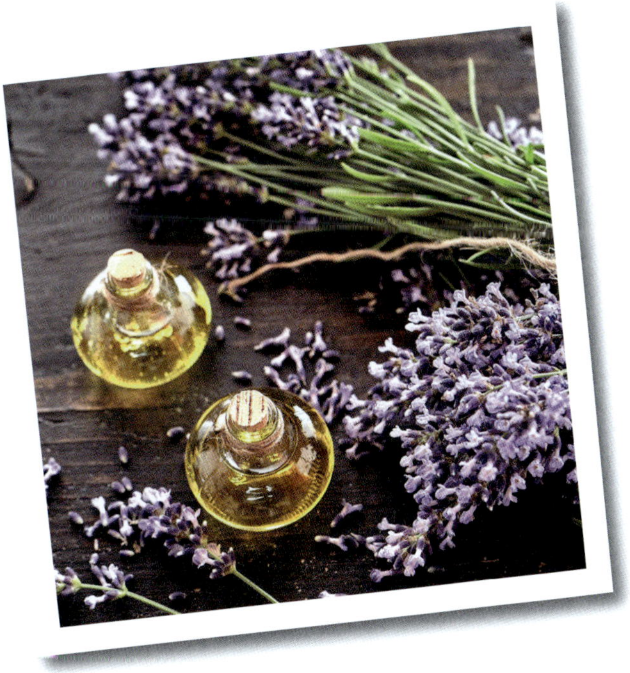

Löwenzahn-Rosmarin-Massageöl

Dieses Öl wird zur Massage verspannter Muskeln und bei Gelenkschmerzen verwendet sowie auch zur Pflege besonders trockener, beanspruchter oder rissiger Haut.

Anwendung:
Täglich oder bei Bedarf 1- bis 2-mal sanft einmassieren.

Für 300 ml
Aufwand: 5 Min.
Rührdauer: 67 Min.
Wartezeit: 2 Wochen

200 g Löwenzahnblüten, junge Blätter und/oder Wurzeln
2 EL Rosmarinnadeln, frisch
320 g Pflanzenöl, kalt gepresst (Rapsöl, Olivenöl, Sonnenblumenöl)

Wer mag, ersetzt die Hälfte des Pflanzenöls durch Jojobaöl, das ist zwar teurer, aber es hält sich länger und zieht schnell ein.

1. Löwenzahn und Rosmarinnadeln mit dem Öl im **Mixtopf7 Min./70 °C/ Stufe 2/ohne MB** erhitzen. **Dann 60 Min./50 °C/Stufe 1.5/ohne MB** rühren.
2. Mischung in ein Schraubglas umfüllen, 2 Wochen lang an einem warmen Ort ruhen lassen. Zwischendurch den Deckel auf Kondenswasser kontrollieren und evtl. trocknen.
3. Öl dann durch ein feines Sieb filtern und in eine dunkle Flasche füllen.

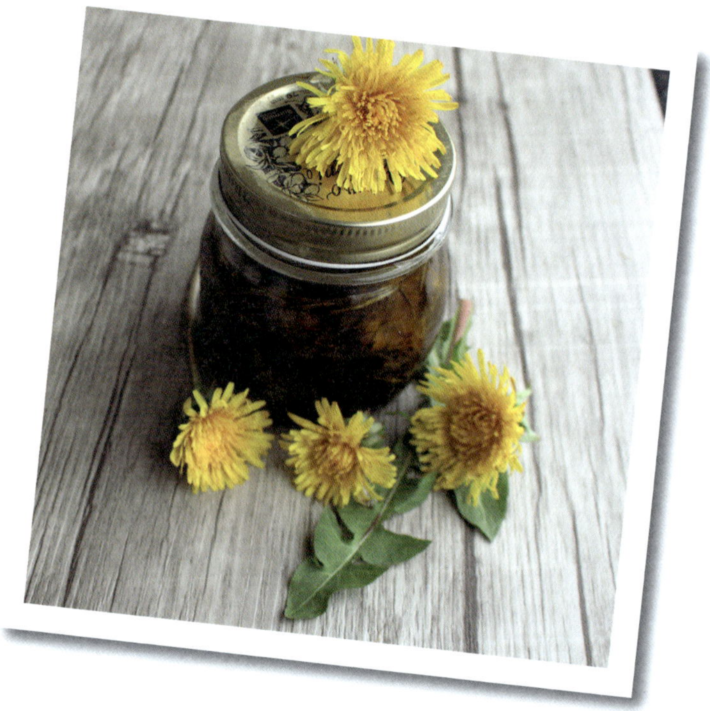

Ischiasöl

Arnika und Johanniskraut-Rotöl wirken entzündungshemmend und schmerzlindernd, Wacholder hilft gegen Verspannungen, Muskel- und Rückenschmerzen, Verstauchungen und Zerrungen.

Anwendung:
Das Ischiasöl bei schmerzendem Ischiasnerv oder auch anderen Nervenschmerzen und Neuralgien sowie den vorgenannten Beschwerden mehrmals täglich auftragen und sanft einmassieren.

Für 200 ml
Aufwand: 10 Min.
Rührdauer: 107 Min.
Wartezeit: 1 Tag

20 g Wacholderbeeren, getrocknet
15 g Arnikablüten, getrocknet
130 g Olivenöl
100 g Johanniskraut-Rotöl (S. 68) (alternativ Arnikaöl, S. 70, oder Wundöl, S. 65)

1. Wacholderbeeren im Mixtopf **6 Sek./Stufe 7/mit MB** hacken, spateln und Vorgang wiederholen, bis ein grobes Pulver entstanden ist. Arnika und das Olivenöl zugeben und **7 Min./70 °C/Stufe 2/ohne MB** erhitzen. Dann **99 Min./50 °C/Stufe 2/ohne MB** rühren.
2. Mischung in ein Schraubglas umschütten, 1 Tag lang stehen lassen.
3. Dann Johanniskraut-Rotöl einrühren und alles durch ein feines Sieb filtern. Öl in eine Flasche abfüllen.

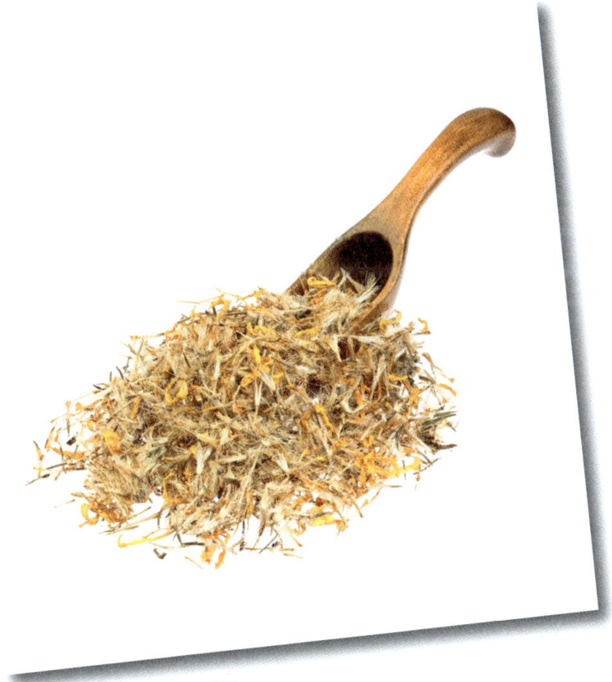

Getrocknete Arnikablüten

Holunderblüten-Vanille-Öl mit Zitrone

Bekanntlich verwendet man Holunderblüten gern bei einer Erkältung. Doch auch äußerlich sind sie sehr wirkungsvoll und wirken beruhigend auf die Nerven und leicht schmerzlösend.

Dieses duftende Kräuteröl eignet sich für eine Massage zur Entspannung oder bei nahender Erkältung für die Fußmassage oder zum Einreiben vor allem nach dem Baden oder Duschen in die trockene Haut.

Es ist auch zur Weiterverarbeitung für Salben geeignet.

Anwendung:
Täglich oder bei Bedarf einmassieren.

Für 250 ml
Aufwand: 10 Min.
Rührdauer: 106 Min.
Wartezeit: 12–18 Std.

15 Holunderblütendolden
1 Vanilleschote
abgeriebene Schale von 2 Bio-Zitronen
250 ml Sonnenblumenöl
nach Belieben 10 Tropfen Antiranz

1. Blüten von den Dolden zupfen (ergibt etwa 75 g). Vanilleschote längs aufschneiden, Mark herauskratzen und die Schote in kleine Stücke aufschneiden. Alles mit der Zitronenschale und dem Sonnenblumenöl im Mixtopf **7 Min./70 °C/Stufe 2/ohne MB** erhitzen. Dann **90 Min./50 °C/Stufe 1/ohne MB** rühren. Über Nacht ziehen lassen (wenn der Mixtopf benötigt wird, vorher in ein Gefäß umfüllen).
2. Dann die Mischung nochmals **9 Min./75 °C/Stufe 1/ohne MB** erhitzen, durchfiltern und abfüllen. Oder das Antiranz einrühren, abfiltern und in eine dunkle Flasche abfüllen.

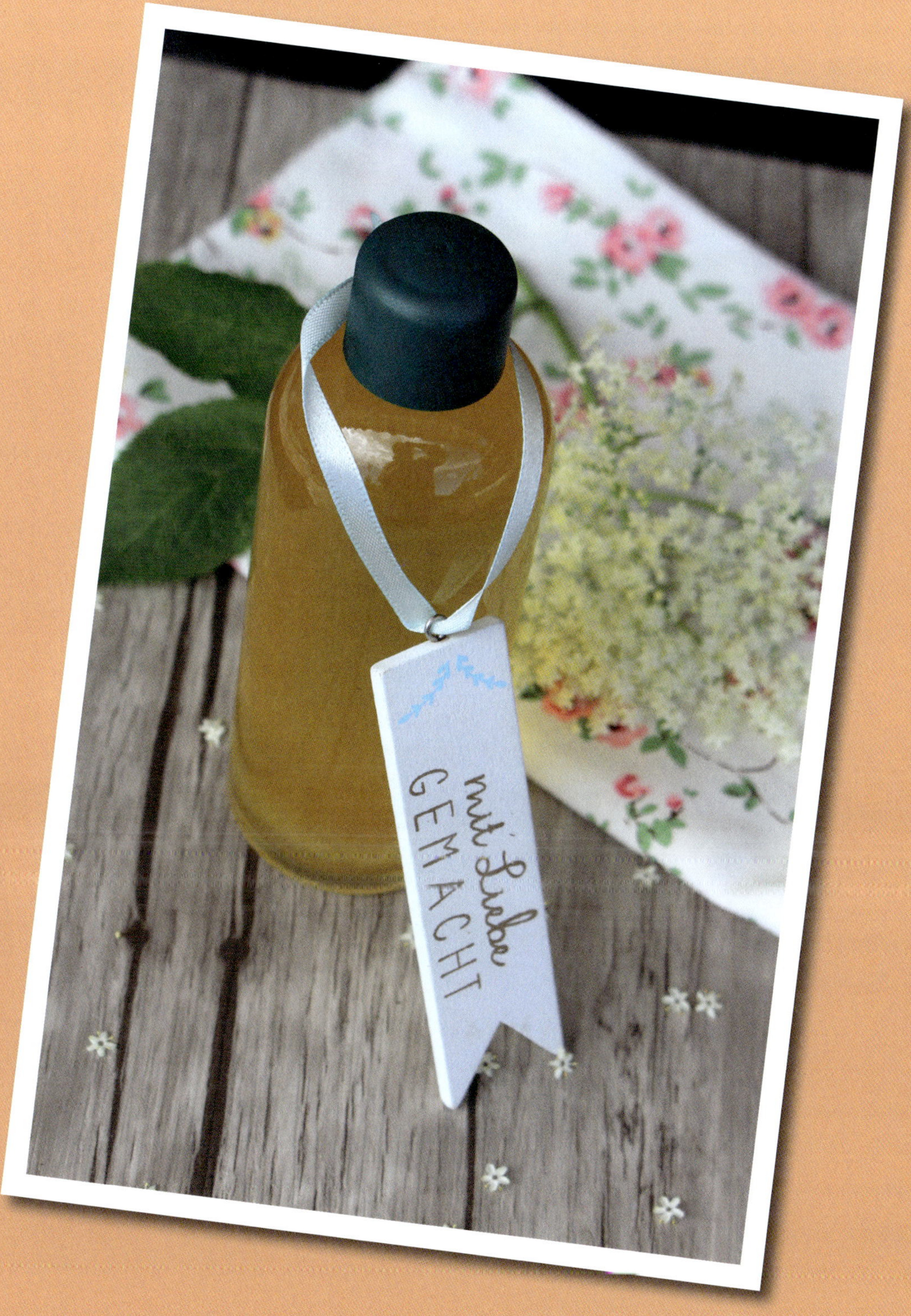
mit Liebe
GEMACHT

Königskerzenöl

Zumeist werden die Blüten der Königskerze als Tee und in anderen Kräuterprodukten innerlich eingesetzt gegen Husten und Infektionen. Doch auch äußerlich leistet sie gute Dienste, man sagt ihr Wirkungen gegen Gesichtsfalten, bei trockener und sensibler Haut, Hautentzündungen, Prellungen und Sportverletzungen nach. Das Öl eignet sich mit etwas Emulgator gut als Badeöl.

Anwendung:
1- bis 3-mal täglich dünn auftragen und sanft einmassieren.

Für 200 ml
Aufwand: 10 Min.
Rührdauer: 67 Min.
Wartezeit: 2 Wochen

40 g Königskerzenblüten, frisch, oder 20 g getrocknet
180 g Sonnenblumenöl
50 g Nachtkerzenöl

Gibt man 50 Tropfen ätherisches Immortellenöl und/oder 50 Tropfen ätherisches Lavendelöl dazu, hilft dieses Kräuteröl auch gut gegen blaue Flecken.

1. Die Blüten mit dem Öl im Mixtopf **7 Min./70 °C/Stufe 2/ohne MB** erhitzen. Dann **60 Min./50 °C/Stufe 1.5/ohne MB** rühren.
2. Mischung in ein Schraubglas umfüllen, 2 Wochen lang an einem warmen Ort ruhen lassen. Zwischendurch den Deckel auf Kondenswasser kontrollieren und evtl. trocknen.
3. Öl durch ein feines Sieb filtern und in eine dunkle Flasche füllen.

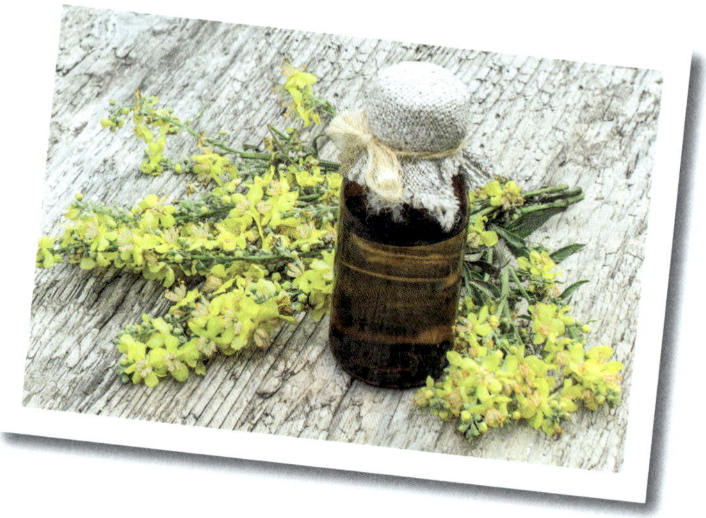

Wundöl (Kräutermazerat)

Sowohl die Ringelblume als auch die Kamille werden bereits von alters her in der Wundheilung eingesetzt. Beide fördern die schnelle Abheilung von Wunden, wirken gegen Entzündungen, sind zellregenerierend, antibakteriell, juckreizstillend, krampflösend und beruhigend.

Das Öl kann auch gut mit einem Emulgator als Badeöl oder Massageöl verwendet werden, z. B. bei großflächig gereizter (nicht entzündeter!) Haut oder Insektenstichen (z. B. Flohstichen) und bei schmerzenden Gelenken oder Muskeln. Auch zur Weiterverarbeitung für Cremes und Salben oder Schüttellotionen geeignet.

Anwendung:
Mehrmals täglich dünn auf die betroffene (vorher gereinigte) Stelle auftragen.

Für 200–240 ml
Aufwand: 5 Min.
Rührdauer: 104 Min.
Wartezeit: 2 Wochen

20 g Ringelblumenblüten, frisch (nur die Blütenblätter ohne den Blütenkopf) oder 10 g getrocknet
25 g Kamillenblüten, frisch, oder 15 g getrocknet
230 g Öl nach Belieben: Oliven-, Sonnenblumen- oder Rapsöl, auch gemischt

1. Blüten und Öl im Mixtopf **5 Min./70 °C/Stufe 2/ohne MB** erhitzen. Dann **99 Min./50 °C/Stufe 2/ohne MB** rühren.
2. Mischung in ein Schraubglas umfüllen, mit Butterbrotpapier oder einem Leinentüchlein bedeckt zubinden. 2 Wochen lang an einem warmen Ort ruhen lassen.
3. Dann Öl durch ein feines Sieb filtern. In eine Flasche abfüllen, kühl und dunkel lagern.

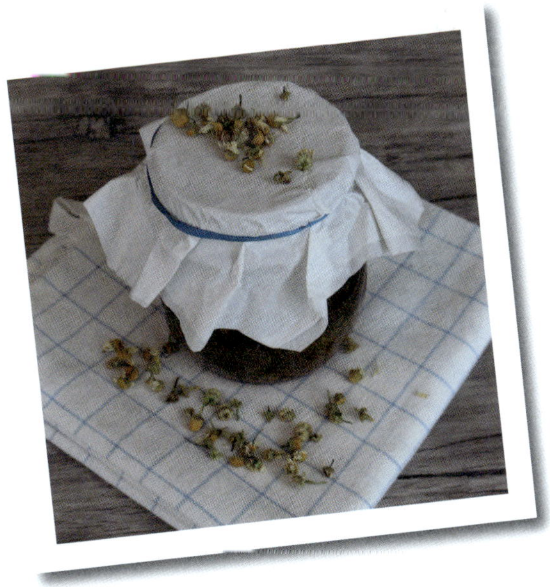

Schmerzöl mit Birkenöl

Mit Birkenöl ist hier das ätherische Öl der Birke gemeint (siehe Bezugsquellen S. 110), das hinsichtlich seiner schmerzstillenden Eigenschaften zwar wesentlich unbekannter ist als bestimmte viel beworbene Cremes aus der Apotheke, dafür aber oft genauso gut hilft und frei von Nebenwirkungen ist – vorausgesetzt, man verträgt es, wie bei allen ätherischen Ölen. Auch Olivenöl hat bekanntlich eine schmerzstillende Wirkung durch das enthaltene Oleocanthal. Dem Fichtenöl werden kortisonähnliche Eigenschaften zugeschrieben, die Schmerzen ebenfalls lindern und entzündungshemmend wirken. Ätherisches Öl der Pfefferminze (bitte Arzneibuchqualität einkaufen) wird traditionell bei Kopfschmerzen und Migräne auf den Schläfen aufgetragen und soll auf die Schmerzrezeptoren wirken.

Anwendung:
1- bis 2-mal täglich dünn auf die schmerzende Region auftragen (nicht in die Augen und auf die Schleimhaut) und sanft einmassieren. Bei Schmerzen des Bewegungsapparates, Rheuma, Neuralgien, Ischialgie, Arthrose und Arthritis, Bandscheibenproblemen, schmerzenden Verspannungen.
Nicht für Kinder geeignet und am besten auch nicht während der Schwangerschaft und Stillzeit verwenden!

Für 150 ml
Aufwand: 5 Min.
Rührdauer: 1 Min.

150 g Olivenöl, extra vergine (möglichst bio)
10 ml Birkenöl, ätherisch
50 Tropfen Fichtenöl, ätherisch
30 Tropfen Pfefferminzöl, ätherisch (*Mentha piperita*)

1. Alle Zutaten in den Mixtopf geben und **1 Min./Stufe 2.5/mit MB** mischen.
2. Dann Öl in ein steriles, trockenes Fläschchen abfüllen. Kühl und dunkel lagern.

Achtung: Sind Allergien gegen eines der hier verwendeten ätherischen Öle bekannt, lassen Sie es bitte weg!

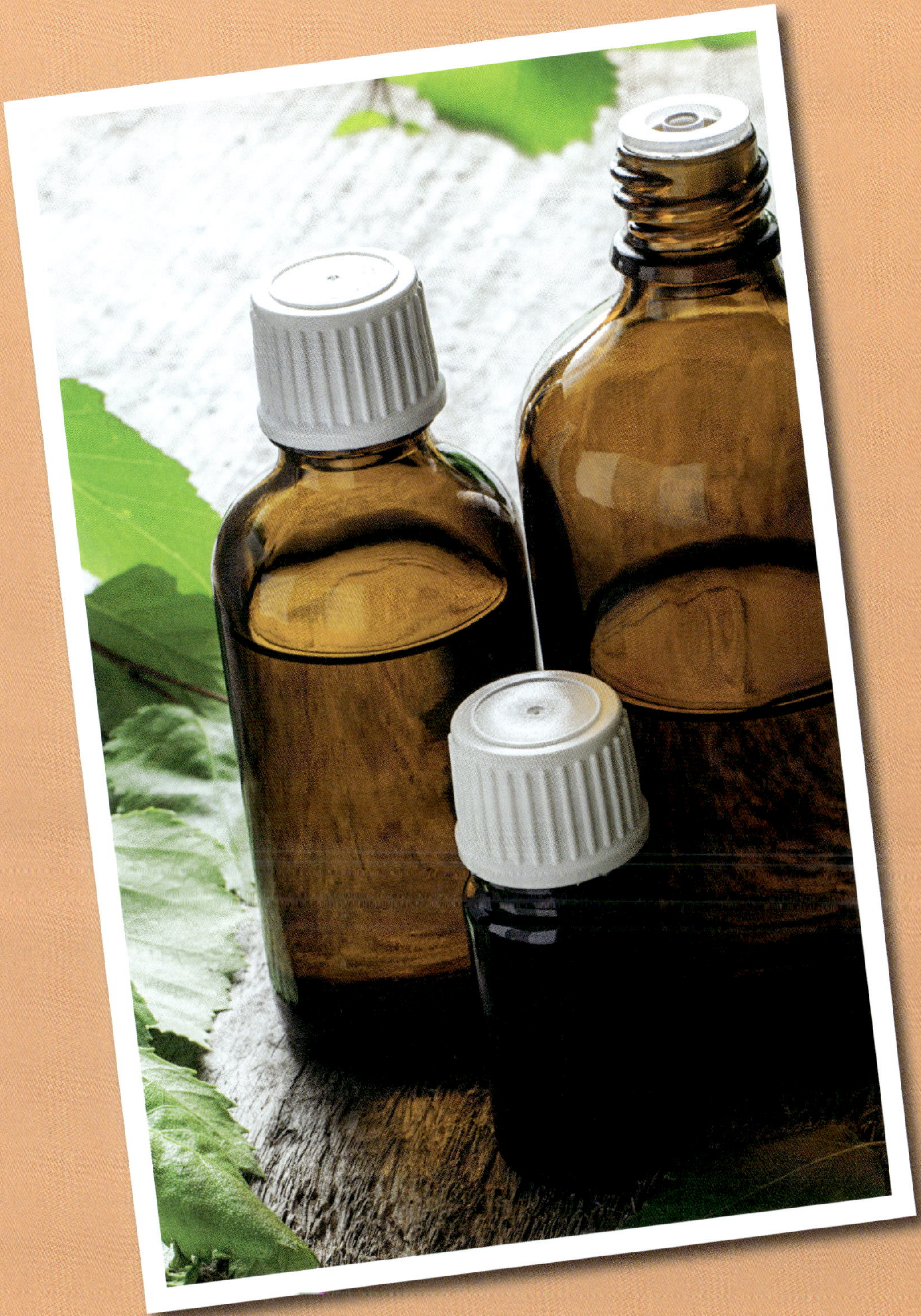

Johanniskraut-Rotöl (Kräutermazerat)

Ein klassisches Wund- und Entzündungsmittel der Naturheilkunde ist das Rotöl, das seinen Namen durch die schöne Rotfärbung bekommt, die von den Wirkstoffen des Johanniskrauts verursacht wird. Soll als Einreibung bei der Behandlung von Geschwüren und Ekzemen, bei Reizblase und entzündlichem Rheuma helfen. Auch für Kompressen verwendbar.

Innerlich bei trockenem Reizhusten 1-mal täglich ½ TL mit Honig vermischen und im Mund langsam zergehen lassen.

Anwendung:
Mehrmals täglich dünn auf die betroffenen Stellen auftragen.
Wundbehandlung: Nur an den Wundrändern sowie trockenen Stellen verwenden, Krusten und Schorf behutsam einreiben. Wunden vorher gründlich säubern und evtl. mit Ringelblumentinktur desinfizieren.

Für 300 ml
Aufwand: 5 Min.
Rührdauer: 99 Min.
Wartezeit: 2–4 Wochen

320 g gutes Öl (standardmäßig Olive oder Sonnenblume)
2 Handvoll Johanniskraut, die oberen 10 cm mit Blüten, Samenkapseln und Blättern

Hält sich 1 Jahr lang.

1. Öl und Blüten im Mixtopf **99 Min./40 °C/Stufe 2/ohne MB** rühren.
2. Dann Mischung umschütten in ein breites, steriles Schraubglas und mit einem Mulltuch abdecken, mithilfe eines Gummis befestigen (man kann auch Butterbrotpapier nehmen), damit kein Kondenswasser in das Öl tropft. Am besten nachts wieder in die Räume stellen, um Feuchtigkeitsbildung durch die Kühle zu verhindern. Nach 1 Woche mit dem Deckel verschließen und 3–4 Wochen lang direkt in die Sonne stellen (wichtig), bis das Öl schön rot gefärbt ist, was bedeutet, dass der Wirkstoff Hypericin sich im Öl gelöst hat Dabei täglich schütteln.
3. Öl nun durch ein Tuch filtern, in dunkle Flaschen abfüllen, kühl und dunkel lagern.

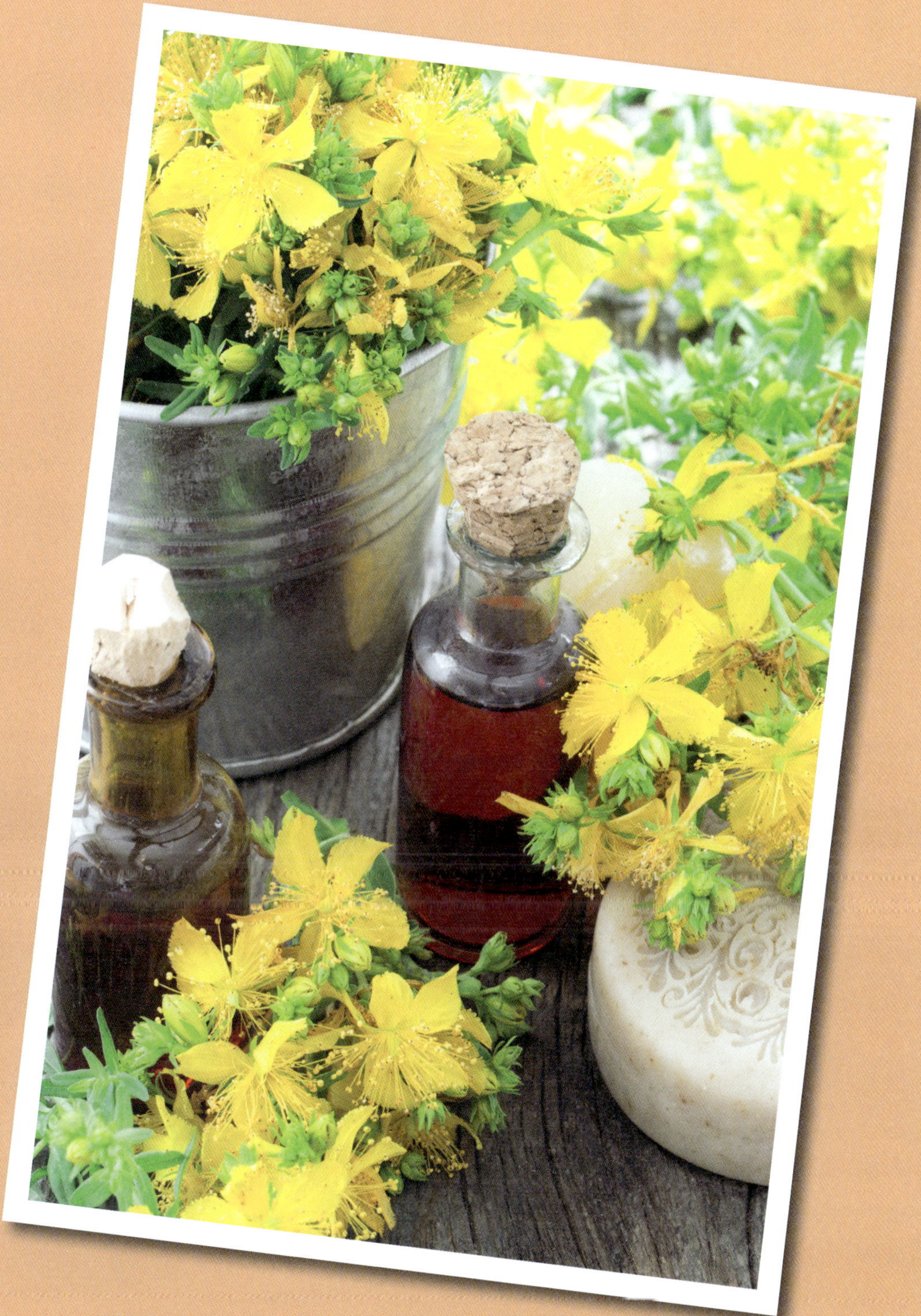

Arnikaöl (Kräutermazerat)

Arnika ist eine vor allem in den Alpen und im Hochland wachsende Heilpflanze mit sehr stark entzündungshemmenden Eigenschaften. Doch da sie mittlerweile kaum noch vorkommt, wurde sie geschützt und darf keinesfalls mehr wild gesammelt werden. Wer frische Pflanzen ernten möchte, muss sie selbst im Garten anbauen, was aber selten gelingt. Getrocknet sind die schönen gelben Blüten in Apotheken, Drogerien und Internetshops erhältlich, wobei die Preisunterschiede gravierend sind (siehe Bezugsquellen, S. 110). Arnika ist eines der Mittel der ersten Wahl bei Prellungen, Schwellungen, Entzündungen der Gelenke, Hämatomen, Neuralgien, Quetschungen sowie Venenentzündungen und Thrombose.

Achtung: Innerlich sollte Arnika nicht verwendet werden. Manche reagieren auch äußerlich auf sie mit allergischen Reaktionen, daher vor der Anwendung immer erst vorsichtig testen.

Anwendung:
Mehrmals täglich dünn die entsprechende Stelle einreiben.
Nicht auf frischen, offenen Wunden anwenden.

Für 300 ml
Aufwand: 5 Min.
Rührdauer: 106 Min.
Wartezeit: 2–3 Wochen

1900 g Wasser
15 g Arnikablüten, getrocknet
ca. 330 g Oliven- oder Sonnenblumenöl
2 Schraubgläser, die nebeneinander in den Garkorb passen, sodass sich der Deckel vom Mixtopf noch schließen lässt

1. Wasser in den Mixtopf einwiegen. Die Arnikablüten auf beide Gläser verteilen und mit dem Öl aufgießen, sodass alles gut bedeckt ist, dann Gläser zuschrauben.
2. Gläser in den Gareinsatz stellen, diesen in den Mixtopf einsetzen und verschließen. **7 Min./70 °C/Stufe 2/ohne MB** erhitzen. Dann **99 Min./50 °C/Stufe 2/mit MB** rühren.
3. Gläser herausnehmen, abtrocknen, 2 Wochen lang an einem warmen Ort ruhen lassen. Zwischendurch den Deckel auf Kondenswasser kontrollieren und evtl. trocknen.

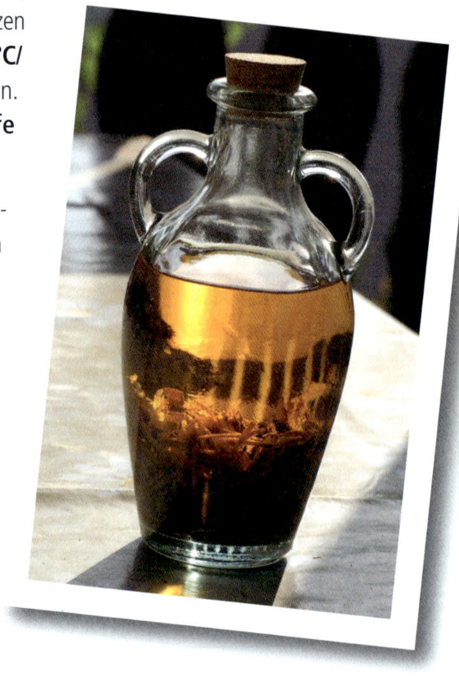

HEILENDE KRÄUTERWEINE UND BELEBENDE TONIKA

Wein, sowohl aus roten als auch aus weißen Trauben, wurde bereits im Mittelalter als Auszugsmittel für Kräuter und Wurzeln oder Rinden, meist unter Zugabe von Honig, verwendet. Der Alkoholgehalt wird zwar beim Kochen reduziert, es befindet sich jedoch immer noch ein Restalkohol darin, der diese Lösung haltbarer macht, vor allem wenn sie kochend heiß in saubere Flaschen abgefüllt wird.

Wein dient also sowohl zum Extrahieren der Wirkstoffe als auch zur besseren Haltbarkeit – und er schmeckt gut! Doch auch der Wein an sich hat bereits eine eigene Wirkung, zum Beispiel wird Rotwein zur Blutbildung und Abwehr von Freien Radikalen empfohlen. Doch auch hier gilt: in Maßen verwenden. Zwischen ein und drei kleine Likörgläschen nimmt man in der Regel ein (siehe Rezepte).

Für Medizinweine, die wir hier herstellen, sollte man idealerweise zu Biowein greifen. Man erhält ihn in Bioläden oder noch etwas preiswerter bei diversen Discountern.

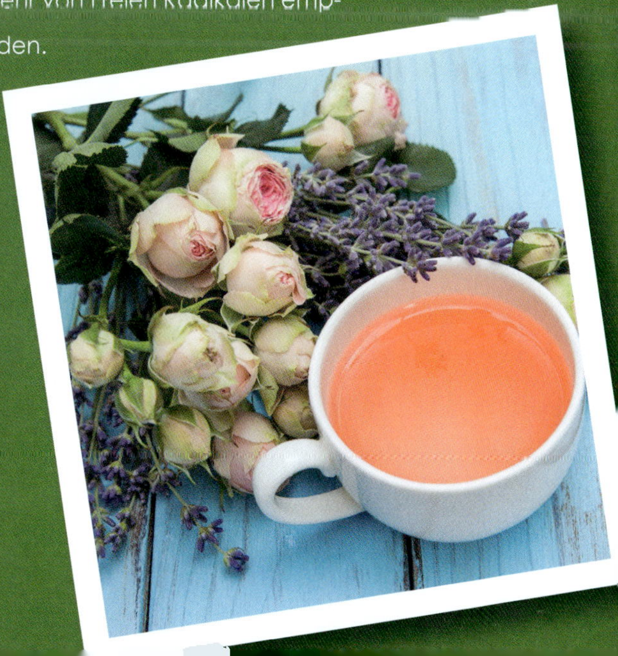

Dill-Fenchel-Wein

Gegen Probleme beim Einschlafen, fördert außerdem die Verdauung, hilft gegen Blähungen und entkrampft bei Menstruationsbeschwerden. In der Stillzeit wirkt Dill milchbildend.

Anwendung:
Bei Einschlafproblemen: ein kleines Likörglas voll in kleinen Schlucken trinken, kurz bevor man schlafen geht.
Bei den sonstigen Problemen: mehrmals täglich 1–2 EL voll einnehmen.
Nach 6 Wochen eine Einnahmepause von mindestens 1 Monat einlegen.
Bei zugleich bestehendem Diabetes den Honig weglassen.

Für 700 ml
Aufwand: 5 Min.
Rührdauer: 61 Min.

10 g Dillsamen
5 g Fenchelsamen
700 ml Bio-Weißwein
1 TL Honig

1. Die Samen in den Mixtopf geben und **20 Sek./Stufe 10/mit MB** mahlen. Den Wein angießen und alles **60 Min./60 °C/Stufe 3/mit MB** erwärmen. Auf 40 °C abkühlen lassen, dann den Honig zugeben.
2. Mischung durch ein feines Sieb gießen, nochmals durch einen Kaffeefilter oder ein Mulltuch filtern und Wein in eine Flasche abfüllen.

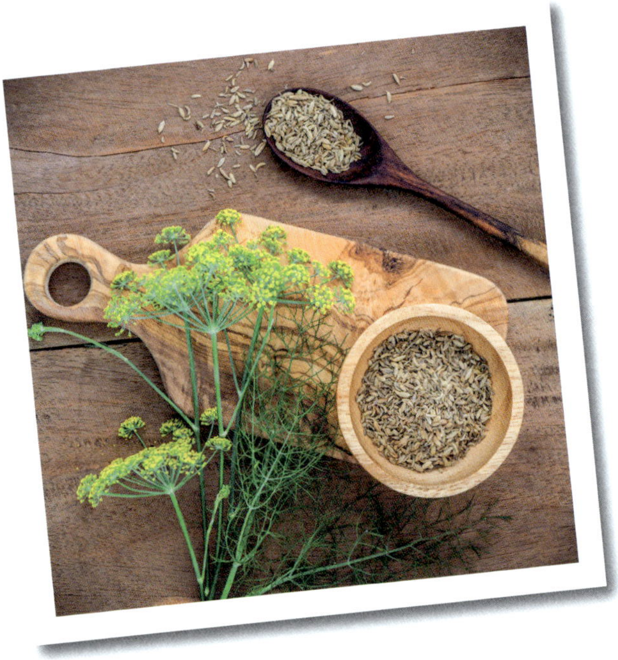

Fenchel mit Samen

Herz-Nerven-Tonikum

Hilft bei Unruhe- und Angstzuständen, Herzrasen, Schlafstörungen, stärkt die Nerven und kann bei Schilddrüsenüberfunktion sinnvoll sein (nur in Absprache mit dem Arzt, Schilddrüsenmedikamente nicht eigenständig absetzen oder reduzieren!).

Anwendung:
2-mal täglich 1 kleines Likörglas voll trinken.
Nach 6 Wochen eine Einnahmepause von mindestens 1 Monat einlegen.
Aufgrund der Verwendung von Wolfstrapp nicht geeignet in Schwangerschaft und Stillzeit.
Bei zugleich bestehendem Diabetes den Honig weglassen.

Für 1,4 l
Aufwand: 5 Min.
Rührdauer: 61 Min.

50 g Wolfstrappkraut, getrocknet
30 g Melisse, getrocknet
20 g Lavendelblüten, getrocknet
1,5 l Bio-Rotwein
2–3 EL Honig

1. Kräuter und Wein in den Mixtopf geben und **60 Min./60 °C/Stufe 2.5/mit MB** rühren. Dann auf 40 °C abkühlen lassen, Honig zugeben und **20 Sek./Stufe 4/mit MB** auflösen.
2. Mischung durch ein feines Sieb passieren, erneut durch einen Kaffeefilter oder ein Mulltuch filtern und Wein in eine Flasche abfüllen.

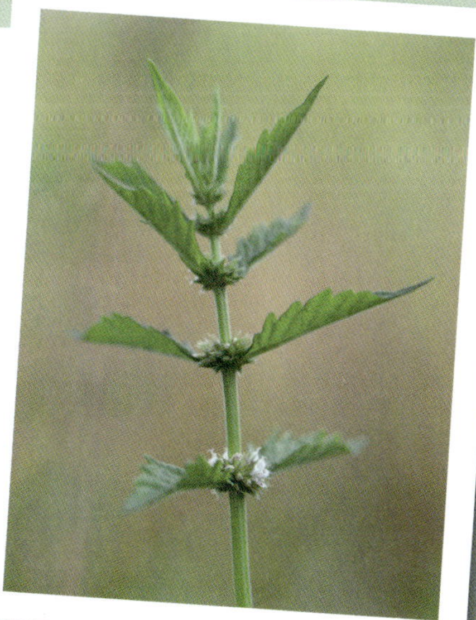

Wolfstrapp

Wolfstrapp wächst an vielen Orten in Deutschland und Österreich, er wird mitsamt den Blüten von Juli bis September gesammelt und im Schatten sorgsam getrocknet. Man bekommt leider nicht mehr so oft einen Tee dieses wertvollen Krautes zu kaufen. Nicht länger als 1 Jahr aufheben, dann gibt es bereits wieder frischen Nachschub. Auch über das Internet beziehbar (siehe Bezugsquellen S. 110).

Bei leichten Nierenproblemen, vor allem mit Wassereinlagerungen, regt er den Stoffwechsel an, dadurch gut geeignet für eine Entgiftungskur im Frühjahr und begleitend bei einer Diät.

Birkensprossen-Essenz

Anwendung:
3-mal täglich je 1 kleines Likörglas voll einnehmen.
Nicht geeignet bei eingeschränkter Nierenfunktion!

Für 1,5 l
Aufwand: 5 Min.
Rührdauer: 91 Min.
Wartezeit: 1 Woche

50 g Birkensprossen, frisch
50 g Brennnesseltriebspitzen, frisch
1,5 l Bio-Weißwein
100–150 g Waldhonig

1. Birkensprossen und Brennnesseltriebspitzen in den Mixtopf geben und **10 Sek./Stufe 6/mit MB** hacken. Mit dem Weißwein auffüllen und **90 Min./37 °C/Stufe 3/mit MB** rühren. Honig zugeben und **20 Sek./ Stufe 3/mit MB** auflösen.
2. Mischung in ein Schraubglas umschütten und 1 Woche lang ausziehen lassen. Zwischendurch öfters durchschütteln.
3. Danach Flüssigkeit durch ein feines Sieb passieren und in Flaschen abfüllen.

Birkensprossen oder -knospen sammelt man im zeitigen Frühjahr, kurz bevor die jungen Triebe durchbrechen. Wer zu spät dafür dran ist, kann auch (möglichst noch im Frühjahr) die Rinde von 2–3 Jahre alten Birkenzweigen abziehen, in kleine Stücke schneiden (oder auch kaufen) und 60 g davon wie die Birkensprossen verwenden.

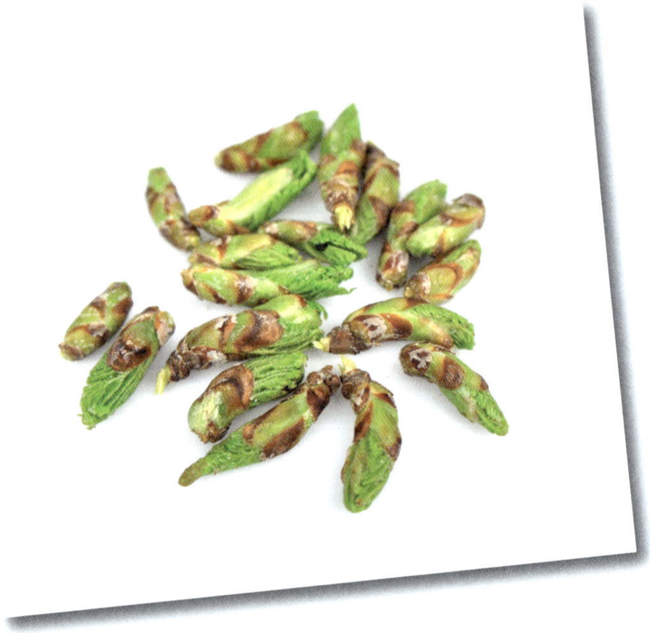

Birkensprossen

Lindenelixier für guten Schlaf

Lindenblüten, -blätter und auch die Rinde stärken die Nerven und sorgen für ein schnelleres Einschlafen. In Erkältungszeiten hilft die Linde bei Fieber (schweißtreibend) und Husten (entzündungshemmend).

Anwendung:
Vor dem Zubettgehen 1 kleines Likörglas einnehmen. Während einer Erkältung 3-mal täglich 1 Likörglas davon trinken.
Jeweils nach 14 Tagen eine ebenso lange Einnahmepause einlegen.

Für 700 ml
Aufwand: 10 Min.
Rührdauer: 11 Min.
Wartezeit: 10 Tage

30 cm junger Lindenzweig (wenn möglich)
30 g Lindenblüten, frisch, oder 20 g getrocknet
30 g Lindenblätter, frisch, oder 20 g getrocknet
750 ml Bio-Weißwein
50 g Lindenblütenhonig

Für ein Lindenelixier speziell gegen Erkältung mixt man noch 30 g geschälten Ingwer mit.

1. Den Lindenast entrinden, alternativ einfach in 30 cm lange Stücke schneiden.
2. Im Mixtopf **10 Sek./Stufe 8/mit MB** hacken. Lindenblüten und -blätter zufügen, Wein eingießen und alles **10 Min./100 °C/Stufe 2/mit MB** aufkochen.
3. Mischung in ein großes Schraubglas umfüllen, etwas abkühlen lassen, dann den Honig einrühren und alles 10 Tage an einem hellen Platz ausziehen lassen.
4. Dann Lindenelixier durch ein Tuch filtern und in Flaschen abfüllen.

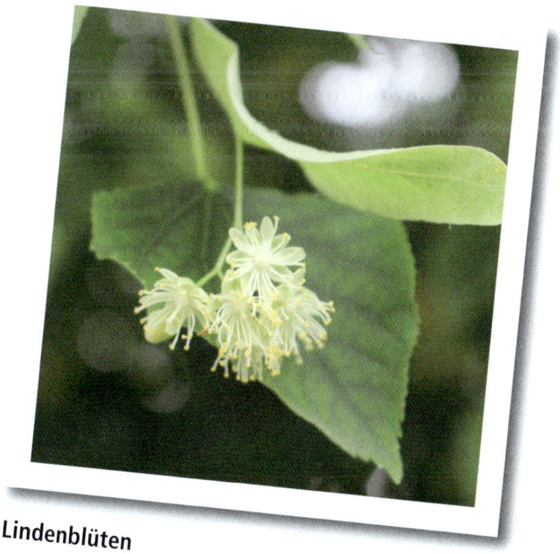

Lindenblüten

Lavendel-Rosen-Tonikum

Stärkt die Nerven, wirkt auf sanfte Art stimmungsaufhellend und beruhigend und fördert einen guten Schlaf.

Für 700 ml
Aufwand: 5 Min.
Rührdauer: 71 Min.
Wartezeit: 2–4 Wochen

10 g Lavendelblüten
10 g Rosenblüten, getrocknet (bio)
700 ml Roséwein
100 g Lindenblütenhonig

1. Lavendel- und Rosenblüten mit dem Wein in den Mixtopf geben, **10 Min./100 °C/Stufe 1.5/mit MB** kochen.
2. Danach **60 Min./Stufe 2/mit MB** rühren. Honig zugeben, **10 Sek./Stufe 3/mit MB** auflösen.
3. Mischung durch ein Sieb filtern und Wein in eine saubere Flasche abfüllen.

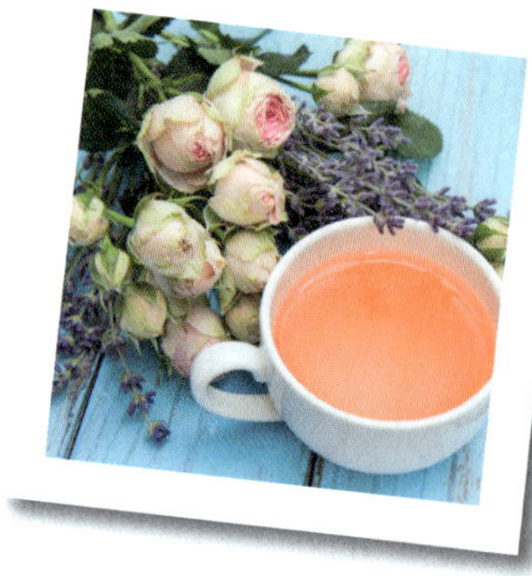

Rotwein mit Ei, Kräftigungselixier

Kennen Sie diesen Trank aus Ihrer Jugend? Alkohol war in meiner Kindheit grundsätzlich tabu, aber wenn einer von uns besonders anfällig war und oft erkrankte oder wieder einmal unter Eisenmangel litt, bekamen wir öfters dieses beliebte Getränk zum Aufbau – mit Genehmigung der Kinderärztin. Dennoch würde ich es heute nur Jugendlichen oder Erwachsenen verabreichen.

Dieses Elixier ist im Thermomix® im Handumdrehen fertig und wird besonders feincremig. Für Erwachsene ein wunderbares Mittel zur Rekonvaleszenz. Wohl bekomm's!

Für 300 ml (Schaummasse)
Aufwand: 5 Min.
Rührdauer: 6 Min.

2 Eigelbe, M
40 g Blütenhonig
1 MB Rotwein
etwas Zimt- oder Galgantpulver

1. Rühraufsatz einsetzen. Eigelbe und Honig mit dem Rotwein in den Mixtopf geben und **6 Min./70 °C/Stufe 3.5/mit MB** rühren.
2. Mischung in ein großes Glas füllen und mit Zimt oder Galgant bestreuen.
3. Warm genießen.

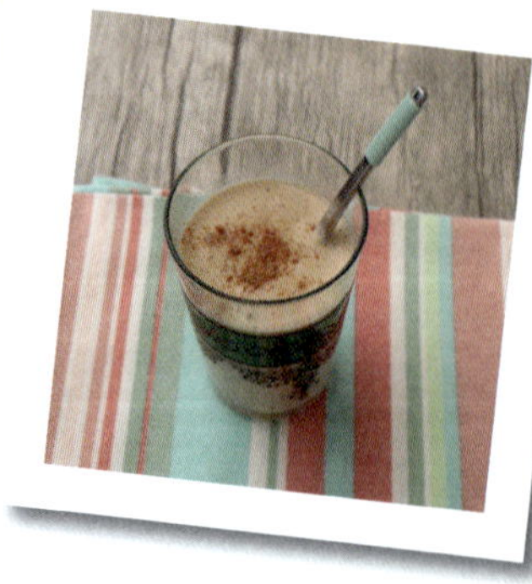

HEILSCHNÄPSE UND -LIKÖRE

Bittere oder scharfe Ansatzschnäpse werden seit Jahrhunderten zu Heilzwecken und auch zum Abschluss so mancher opulenter Mahlzeit genossen. Eigentlich sind sie nichts anderes als etwas dünner angesetzte Tinkturen, je nachdem mit weniger Alkohol oder mit Honig, Kandis oder Zucker versetzt (vor allem, um stark bitteren Geschmack abzumildern). Wer es gern bitter mag, lässt die Süßungsmittel weg. Soll weniger Alkohol darin sein, kann man nachträglich mit einer Lösung aus Zucker und destilliertem Wasser (Lebensmittelqualität) verdünnen.

Verwenden Sie die Schnäpse maßvoll, also bei Bedarf (siehe Rezept) oder vorbeugend und in kleinen Mengen. Von Dauergebrauch rate ich ab, die Gewöhnung nicht nur an starken Schnaps, sondern auch an die enthaltenen Heilkräuter wäre sonst kontraproduktiv. Doch gegen einen gelegentlichen Schnaps oder Likör – natürlich nur zu Heilzwecken – oder eine Kur ist nichts einzuwenden. Für Kinder sowie alkoholempfindliche Personen sind Schnäpse natürlich verboten. Diabetiker sollten auf die Zugabe von Süßungsmitteln verzichten, oder sie verwenden flüssiges Stevia, das leider einen etwas eigentümlichen Beigeschmack mitbringt, dafür aber keine Kalorien bzw. Auswirkung auf den Zuckerstoffwechsel hat. Xylit kristallisiert in Alkohol oftmals wieder aus.

Zum Ansatz verwendet man entweder Weingeist in der genannten Stärke oder aber Wodka, Kornbranntwein, Gin, Grappa (Tresterbrand), Ansatzalkohol in einer stärkeren Variante (80 Vol.-%) sowie Branntwein, der dem Heilschnaps einen etwas weicheren Geschmack verleiht.

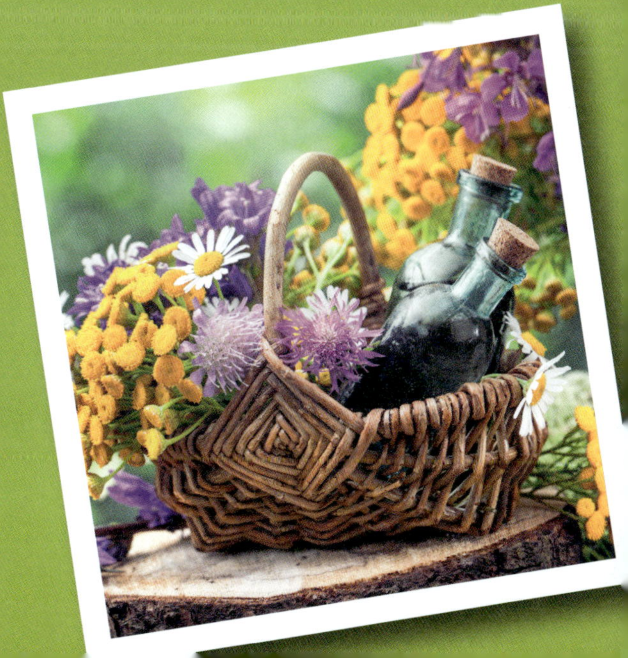

Ingwerschnäpsle

Dieser scharf-süße Heilschnaps kann bei beginnender Erkältung (als warmen Grog trinken), Magenschmerzen, Völlegefühl und bei Übelkeit helfen.

Anwendung:
In warmem (nicht heißem) Wasser oder Tee einnehmen, pur nach dem Essen oder tropfenweise auf einem Stück Zucker im Mund zergehen lassen. Nach Bedarf bis zu 3-mal täglich, aufgrund des starken Alkohols nicht länger als 3 Tage hintereinander die Höchstmenge von 30 ml zu sich nehmen.
Bei akuter Magen- oder Darmschleimhautentzündung oder -reizung nicht einnehmen!

Für etwa 600–650 ml (je nachdem wie saftig der Ingwer ist)
Aufwand: 5 Min.
Rührdauer: 103 Min.
Wartezeit: 2 Std.

150 g Bio-Ingwer
Abrieb von 1 großen oder 2 kleinen Bio-Zitronen (ca. 10 g)
100 g Bienenhonig
4 ½ MB Doppelkorn, 38–40 Vol.-%

1. Ingwer gut mit heißem Wasser abwaschen, in grobe Stücke schneiden. Mit dem Zitronenabrieb in den Mixtopf geben und **10 Sek./Stufe 10/mit MB** hacken. Mit dem Spatel hinunterschieben.
2. Honig und Schnaps zugeben, **3 Min./37 °C/Stufe 2/ohne MB** rühren, bis der Honig aufgelöst ist. Nun **99 Min./Stufe 3/mit MB** rühren.
3. Anschließend Mischung 2 Std. lang stehen lassen (evtl. vorher umschütten, wenn der Mixtopf benötigt wird).
4. Dann durch einen Nussmilchbeutel oder ein Passiertuch filtern, den Ingwerrückstand dabei fest ausdrücken (siehe Tipp).
5. Den Heilschnaps nun in eine Flasche abfüllen. Nach ein paar Tagen wird er etwas milder, bleibt aber immer noch scharf.

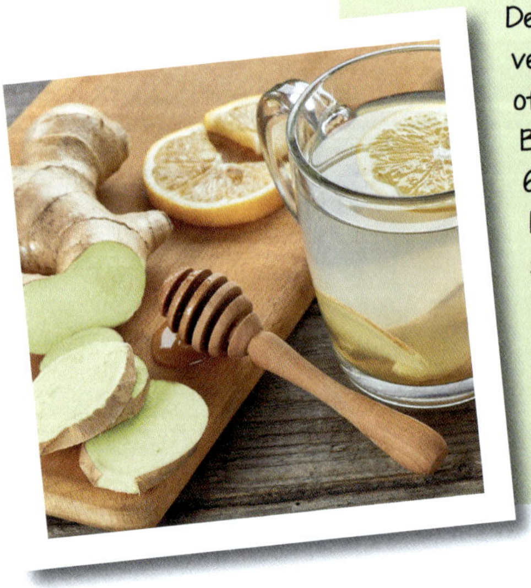

Der Ingwerrückstand kann auf ein Backpapier verteilt werden und bei 50–60 °C im Backofen (Ober-/Unterhitze) mit leicht geöffneter Backofentüre über mehrere Stunden (ca. 6–8) getrocknet werden. Dann im trockenen Mixtopf **10 Sek./Stufe 10/mit MB** pulverisieren, mit einem Küchenpinsel nach unten streichen und Vorgang wiederholen. So erhält man ein prima Ingwerpulver, das ebenso für Heilzwecke wie auch zum Kochen geeignet ist. Trocken und dunkel aufbewahren wie alle Gewürze.

Hauswurzbrand

Die Heilwirkungen der Hauswurz wurden bereits bei den Tinkturen beschrieben (siehe S. 35). Gelegentlich ein Schnapsgläschen dieses Kräutertranks tut der Gesundheit durchaus gut!

Für 400 ml
Aufwand: 5 Min.
Rührdauer: 1 Min.
Wartezeit: 3 Wochen

100 g Hauswurz, frisch
3 ½ MB Weinbrand, 40 Vol.-%
Schale von 1 Bio-Zitrone
½ MB Agavendicksaft
1 MB Wasser, abgekocht

1. Die Blätter der Hauswurz einzeln abzupfen und gründlich abwaschen. In den Mixtopf geben und **10 Sek./Stufe 8/mit MB** hacken. Spateln, 1 MB vom Weinbrand zugeben und Vorgang wiederholen. Restlichen Weinbrand zuschütten, **10 Sek./Stufe 3/mit MB** mischen. Mischung mit der Zitronenschale in eine Ansatzflasche füllen und verschlossen 3 Wochen lang zimmerwarm ruhen lassen, zwischendurch aufschütteln.
2. Mischung durch ein feines Sieb filtern. Sud mit dem Agavendicksaft und dem abgekühlten Wasser in eine Flasche füllen, schütteln und dunkel und kühl lagern.

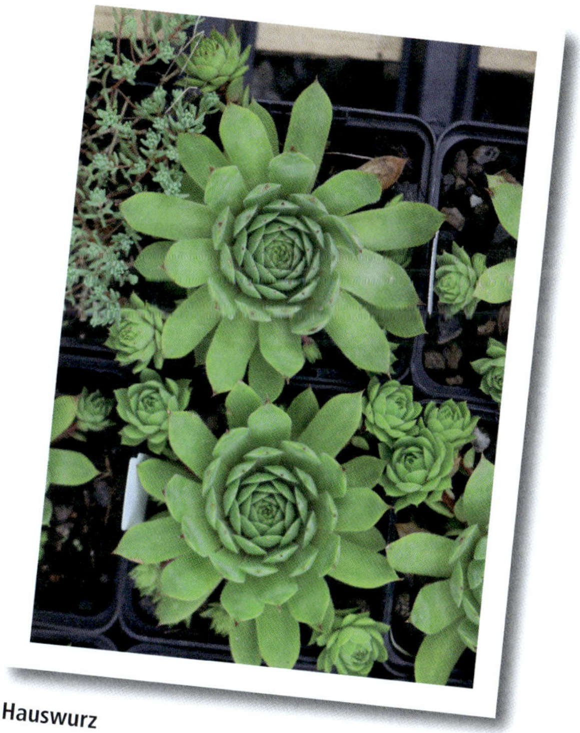

Hauswurz

Brennnesselgeist

Entgiftet und entwässert, stärkt die »Manneskraft«, ist gut für die Prostata und zur Kräftigung nach Erkrankungen. Mit Handschuhen pflücken und schneiden.

Anwendung:
Als Stärkungskur: täglich 1- bis 2-mal 1 kleines Schnapsglas voll einnehmen über einen Zeitraum von 4 Wochen. Kann nach einer einmonatigen Pause wiederholt werden.

Für 500 ml
Aufwand: 5 Min.
Rührdauer: 21 Min.
Wartezeit: 1–2 Wochen

- 100 g frische Brennnesseltriebspitzen, ca. 10 cm
- 30 g Brennnesselsamen, frisch, oder 15 g getrocknet
- 20 g Bio-Ingwer, frisch
- 500 ml Grappa, 40 Vol.-%
- 100 g Waldhonig

Zur Geschmacksverbesserung kann man noch die abgeriebene Schale 1 Bio-Zitrone zugeben und mit ausziehen.

1. Brennnesseln kurz unter Wasser abbrausen, ausschütteln. Mit den Samen und dem abgewaschenen Ingwer (Bioware, nicht schälen) in Stücken in den Mixtopf geben und **10 Sek./Stufe 5/mit MB** hacken. Spateln und Vorgang wiederholen.
2. Grappa und Honig zufügen und **20 Min./Stufe 5/mit MB** rühren.
3. Mischung in eine Flasche abfüllen und 1– 2 Wochen an einem warmen, aber eher dunklen Platz ausziehen lassen. Danach durch ein Sieb filtern und Flüssigkeit abfüllen.

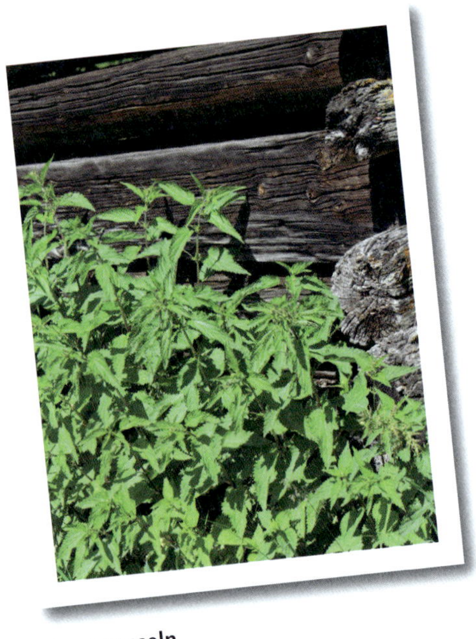

Brennnesseln

Magenwohltat

Nach einer opulenten und/oder fettreichen Mahlzeit, wenn der Magen schwer zu tun hat, kann dieser Kräuterschnaps eine wahre Wohltat sein. Er stimuliert die Magentätigkeit und hilft bei der Verdauung. Rosmarin sorgt dafür, dass man nach dem Essen nicht so müde ist. Mag man den Trank süßer, kann auch mit etwas Sirup (Wasser und Zucker 1:1 gekocht) nachgesüßt werden.

Anwendung:
Man nimmt nach den Essen 1 Schnapsgläschen voll ein.

Für 700 ml
Aufwand: 5 Min.
Rührdauer: 61 Min.
Wartezeit: 10 Tage
Reifezeit: 4–6 Wochen

50 g brauner Kandiszucker
1 Zimtstange
1 EL getrocknete Orangenschale
20 g Ingwer, geschält
1 EL Fenchelsamen
1 TL Anissamen
1 TL Koriandersamen
3 Pimentkörner
4 Kardamomkapseln
1 EL Rosmarinnadeln
1 EL Basilikum, gerebelt , oder 4 Zweige frisches Basilikum
2 Triebspitzen Melisse (15 cm)
750 ml Jamaica-Rum

1. Kandiszucker mit den Gewürzen und getrockneten Kräutern im Mixtopf **10 Sek./Stufe 8/mit MB** mahlen. Frische Kräuter grob hacken und zugeben. Den Rum hineinschütten und alles nun **60 Min./Stufe 3/ mit MB** rühren.
2. Mischung in eine Ansatzflasche umfüllen und 10 Tage lang an einem warmen, aber dunklen Ort ziehen lassen. Nach 10 Tagen am besten eine Probe nehmen, ob der Schnaps aromatisch genug ist, sonst nochmals 4 Tage lang stehen lassen.
3. Gewürzrum durch ein Sieb passieren, nochmals durch ein Mulltuch klar filtern und abfüllen. Eine weitere Reifezeit von 4–6 Wochen verbessert den Geschmack.

DIY-Melissengeist (nach Karmeliter Art)

Bereits die Karmeliterinnen im 17. Jahrhundert haben einen ähnlichen starken Kräutergeist destilliert. Er hilft bei Stress und beruhigt die Nerven, wirkt krampflösend, schlaffördernd und kräftigend. Man verwendet ihn entweder tropfenweise auf einem Stück Würfelzucker oder verdünnt in warmem Tee oder Wasser. Er eignet sich auch gut für Einreibungen bei Kopfschmerzen, Rheuma, Gicht und Arthrose. Da der eigentliche Melissengeist mit 80 Vol.-% sehr alkoholstark ist, kann man ihn gut verdünnen, wie unten angegeben. Dafür wird destilliertes Wasser in Lebensmittelqualität benötigt, da der Alkohol sonst beim Mischen der beiden Flüssigkeiten ausflockt. Die meisten günstig erhältlichen Melissengeistprodukte werden übrigens nur mit ätherischen Ölen gemischt verkauft.

Anwendung
Bei Stress oder zur Abwehr von drohender Erkältung bis zu 3-mal täglich 15–30 Tropfen verdünnt in Wasser einnehmen, nicht länger als maximal 6 Wochen lang.
Äußerlich bei Kopfschmerz Stirn und Schläfen mit ein paar Tropfen benetzen oder eine Auflage für 10–15 Minuten auf die Stirn legen (1 TL auf ein mit kaltem Wasser leicht angefeuchtetes Tuch geben).

Für 500 ml bzw. 1 l (verdünnt)
Aufwand: 10 Min.
Rührdauer: 1 Min. (9 Min. mit dem Sirup)
Wartezeit: 2 Wochen

45 g Melisse, frisch, Blätter und Blüten
1 Muskatnuss
1 Zimtstange
10 g Angelikawurzel, getrocknet
2 TL Koriandersamen
10 Gewürznelken
1 EL Pomeranzenschale, getrocknet (5 g)
7 ½ MB Ansatzalkohol, 80 Vol.-% (630 g)

1. Melisse abwaschen, trocken schütteln, von den Stielen ziehen und mit einer Schere grob kleinschneiden. In ein breites Ansatzgefäß geben.
2. Muskatnuss und Zimtstange jeweils vierteln, mit der Angelikawurzel, dem Koriander, den Gewürznelken und der Pomeranzenschale in den Mixtopf geben und **10 Sek./Stufe 10/mit MB** zu einem groben Gewürzpulver mahlen. Mit dem Küchenpinsel hinunterstreifen und Pulver in das Ansatzgefäß geben, mit dem Ansatzalkohol auffüllen und verschlossen an einem warmen, aber eher dunklen Ort 2 Wochen lang ziehen lassen.
3. Mischung dann durch einen Kaffeefilter oder ein Mulltuch abfiltern und abfüllen.

Wer den Melissengeist ausschließlich innerlich anwenden möchte und ihn lieber mit weniger Alkohol trinkt, verdünnt ihn mit dem folgenden leichten Sirup:

5 MB destilliertes Wasser in Lebensmittelqualität (damit der Melissengeist nicht trüb wird)
100 g Zucker

4. Wasser und Zucker im Mixtopf **8 Min./100 °C/Stufe 2/ohne MB** aufkochen, danach abkühlen lassen. 500 ml Melissenauszug zugeben und **10 Sek./Stufe 3/mit MB** mischen. In Flaschen abfüllen.

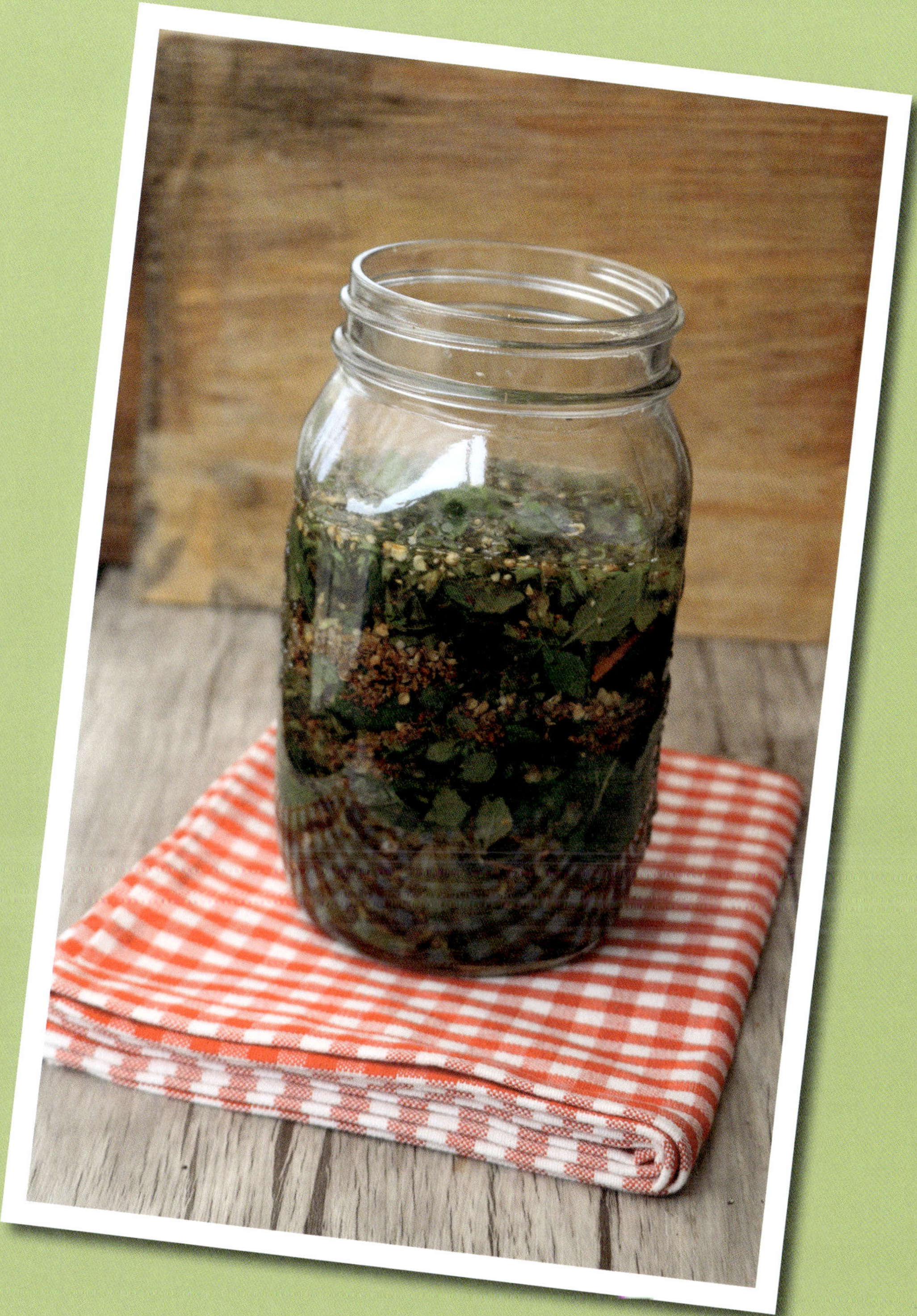

Walnusslikör

Der alkoholische Auszug aus der grünen Walnuss und Walnussblättern (im Juni gepflückt) schmeckt nicht nur gut, sondern wird als Tinktur auch zur Entgiftung von Schwermetallen und zur Stabilisierung von Kreislauf und Blutdruck verwendet. Insofern ist unser Likör als echter Heillikör zu bezeichnen! Man verwendet ausschließlich grüne, unreife Walnüsse mitsamt der Schale, die so weich sein sollen, dass man sie mit einer Stricknadel durchstechen kann.

Walnüsse färben dunkelbraun ab, also vorsichtig damit umgehen!

Für etwa 1 l
Aufwand: 10 Min.
Rührdauer: 66 Min.
Wartezeit: 1–2
Reifezeit: 4 Wochen

250 g grüne, weiche Walnüsse
10 g Walnussbätter (etwa 10 Stück)
750 ml Weinbrand
1 Zimtstange
5 Nelken
100 g Waldhonig
100 g Rohrohrzucker
2 MB stilles Mineralwasser

1. Die Walnüsse und die Blätter abwaschen und trocken tupfen.
2. Die Blätter grob schneiden und in den Mixtopf geben. Die Walnüsse mit einem Messer halbieren, damit man sehen kann, ob welche von Schädlingen befallen sind und aussortiert werden müssen (sie sind dann braun gefärbt). Ebenfalls in den Mixtopf geben und **10 Sek./Stufe 7/mit MB** hacken. Den Weinbrand zugeben und alles **60 Min./Stufe 2.5/mit MB** rühren.
3. Mischung in eine Ansatzflasche umfüllen, Zimt und Nelken zugeben und 1–2 Wochen lang ausziehen.
4. Durch ein Tuch oder einen Nussmilchbeutel passieren, dann nochmals durch einen Kaffeefilter klar filtern (Vorsicht, färbt alles braun!).
5. Honig, Zucker und Wasser im Mixtopf **5 Min./100 °C/Stufe 1/mit MB** zu einem Sirup kochen, abkühlen lassen.
6. Den Walnussauszug zugeben und **10 Sek./Stufe 2/mit MB** mischen. In eine Flasche umfüllen und nochmals 4 Wochen lang ruhen lassen.

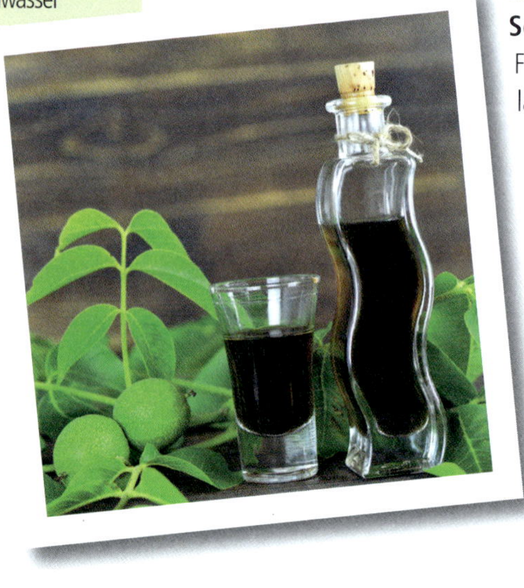

Hagebuttenelixier

Hagebutten haben einen hohen Anteil an Antioxidantien, Vitaminen wie Vitamin C und Mineralstoffen. Sie stärken das Immunsystem und helfen bei Frühjahrsmüdigkeit und Abgeschlagenheit. Auch bei Abnutzungserscheinungen der Gelenke werden sie erfolgreich eingesetzt. Ihr Wirkungskreis ist dem der Rosen sehr ähnlich. Man kann Hagebutten auch als Daueranwendung verabreichen (dann aber eher in einer nichtalkoholischen Verabreichungsweise).

Die Kerne der Hagebutte haben nicht nur einen vanilleartigen Geschmack, sie liefern auch jede Menge heilkräftiger Wirkstoffe (blutreinigend, entwässernd), darum verwenden wir die ganze Hagebutte. Am besten sammelt man sie nach dem oder den ersten Nachtfrösten.

Für 1,7 l
Aufwand: 10 Min.
Rührdauer: 66 Min.
Wartezeit: 10–14 Tage
Reifezeit: 4–6 Wochen

500 g Hagebutten
1 l weißer Rum
5 MB Wasser
500 g Akazienblütenhonig

1. Die Hagebutten waschen, abtropfen lassen, entstielen und Blütenansatzreste entfernen. Im Mixtopf **10 Sek./Stufe 7/mit MB** hacken. Mit dem Rum aufgießen und **60 Min./Stufe 3/mit MB** rühren.
2. Danach Mischung in ein Ansatzgefäß umschütten und 1–2 Wochen (am besten zwischendurch einmal testen) hell ruhen lassen.
3. Dann durch ein Tuch filtern, bis der Ansatz klar ist.
4. Wasser mit dem Honig im Mixtopf **5 Min./37 °C/Stufe 2/mit MB** erwärmen, Hagebuttenansatz zugießen und nochmals **10 Sek./Stufe 3/mit MB** mischen.
5. Hagebuttenelixier in Flaschen abfüllen und vor dem Verzehr möglichst noch 4–6 Wochen lang reifen lassen.

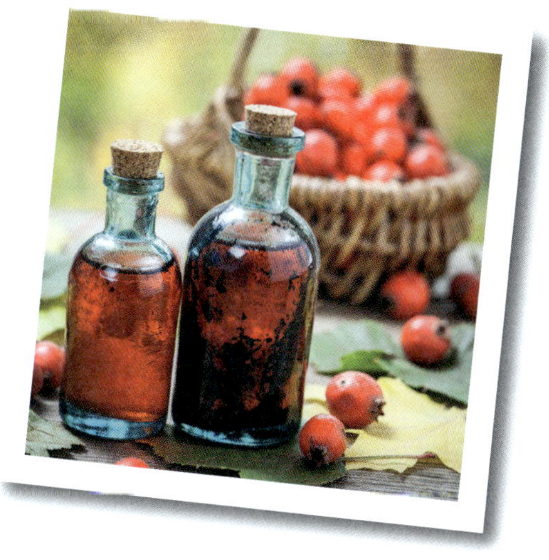

Wer mag, gibt zu dem Ansatz noch 10 g getrocknete Bio-Rosenblätter hinzu.

Zitronenmelissenlikör mit Honig

Melisse wirkt traditionell gegen Bluthochdruck (in leichter Form), nervöse Störungen und sorgt auch für einen ruhigen Schlaf. Sie ist antibakteriell und antiviral, wird oft als Salbe gegen Herpesbläschen verwendet. Zusätzlich kann sie zu einer verbesserten Verdauung beitragen.

Für 500 ml
Aufwand: 10 Min.
Rührdauer: 3 Min.
Wartezeit: 10–14 Tage

20 g Melissenblätter und -blüten, frisch
80 g Blütenhonig (z. B. Lindenblüten- oder Akazienblütenhonig)
Schale 1 Bio-Zitrone
1 MB Doppelkorn, 38–40 Vol.-%
50 g Zucker
1 Sternanis (alternativ 5 Gewürznelken)
1 Vanilleschote, eher getrocknet
4 MB Jamaica-Rum

1. Melissenblätter und -blüten von den Stielen zupfen und in eine Flasche oder ein Ansatzglas füllen. Honig, Zitronenschale und Doppelkorn zugeben.
2. Zucker, Sternanis und Vanilleschote in Stücken in den Mixtopf geben und **10 Sek./Stufe 10/mit MB** mahlen. Rum zufügen und **2 Min./Stufe 3/mit MB** rühren, bis der Zucker gelöst ist. Mischung zu dem Ansatz geben und Gefäß verschließen.
3. Gut schütteln und 14 Tage lang an einem warmen Ort, aber nicht in direktem Sonnenlicht, ausziehen lassen.
4. Likör durch ein Tuch klar filtern und abfüllen.

Wer aus getrockneten Blättern einen Zitronenmelissenlikör machen möchte, verwendet 10 g davon und rührt sie vor dem Abfüllen mit dem Rum und dem Gewürzzucker **25 Min/Stufe 3/mit MB**.

Nach demselben Rezept lässt sich auch ein leckerer Pfefferminzlikör herstellen: statt der Melisse einfach frische Minze verwenden.

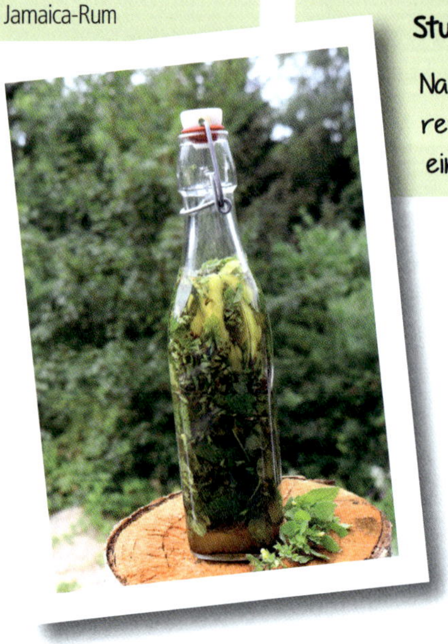

KRÄUTERSIRUP UND -HONIG

Zucker und Honig haben sich seit Jahrhunderten als Auszugsmittel für kräftige süße Kräutermedizin bewährt. Kinder und alle, die auf Alkohol verzichten wollen, nehmen diese heilkräftigen Kräuterzubereitungen meist sehr gerne.

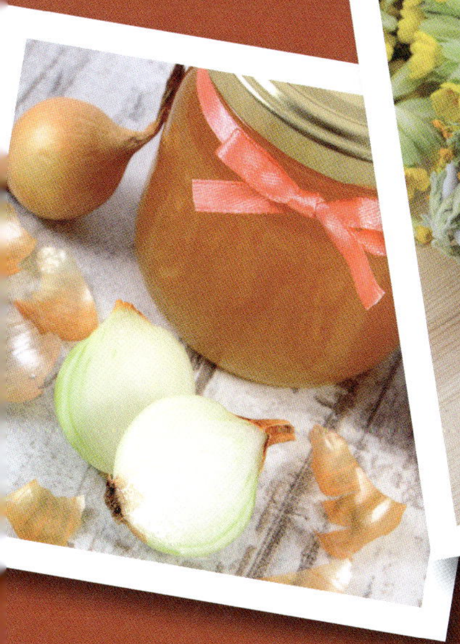

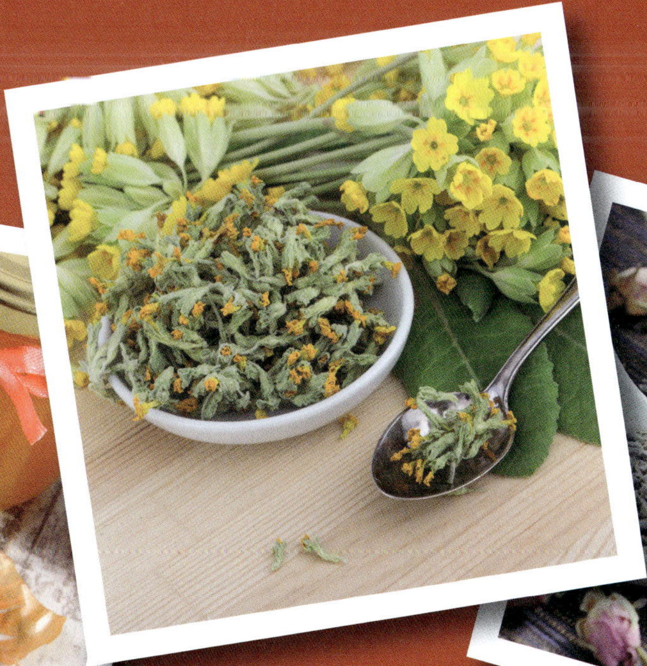

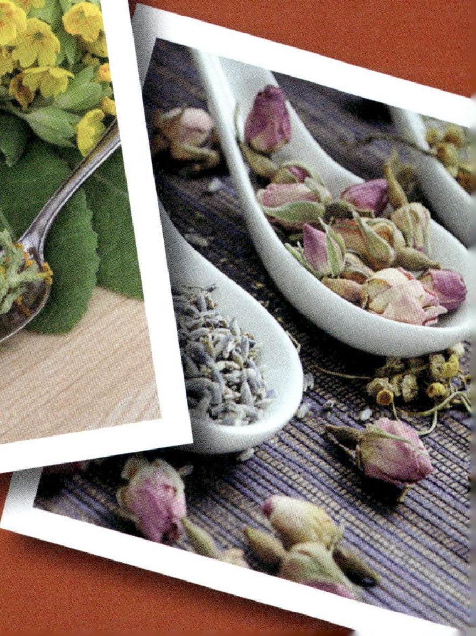

Ingwer-Zitronen-Sirup für die Abwehr

Damit es gar nicht erst zu einer Erkältung oder Infektion kommt, kann man etwas tun: Ingwer und auch Zitronen verfügen beide über die nötigen Wirkstoffe und helfen darüber hinaus auch, wenn es einen doch noch erwischt hat. Um die wertvollen Inhaltstoffe zu bewahren, wird der Sirup nur erwärmt, dadurch ist er nicht lange haltbar.

Anwendung:
Zur Vorbeugung: 2- bis 3-mal täglich 1 EL (Kinder ab 4 Jahren 1 TL).
Bei akuter Erkältung: 6-mal täglich 1 EL (Kinder ab 4 Jahren 1 TL).
Den Sirup verdünnt in 1 Tasse warmem (aber nicht heißem) Tee trinken.

Für etwa 400 ml
Aufwand: 5 Min.
Rührdauer: 16 Min.

100 g Ingwer (bio)
2 Zitronen (bio)
2 MB Wasser oder Apfelsaft
150 g Zucker oder Kokosblütenzucker
oder braunen Rohrzucker

1. Ingwer gründlich abwaschen und in grobe Stücke schneiden. Zitronen heiß abwaschen und halbieren. Beides in den Mixtopf geben und **10 Sek./Stufe 10/mit MB** hacken. Wasser oder Apfelsaft zugeben sowie den Zucker einwiegen und alles **15 Min./37 °C/Stufe 3/mit MB** rühren. Dann nochmals mixen: **10 Sek./Stufe 10/mit MB**.
2. Mischung durch ein feines Sieb oder einen Nussmilchbeutel filtern (fest auspressen) und abfüllen.
3. Sirup im Kühlschrank aufbewahren und innerhalb 1 Woche aufbrauchen.

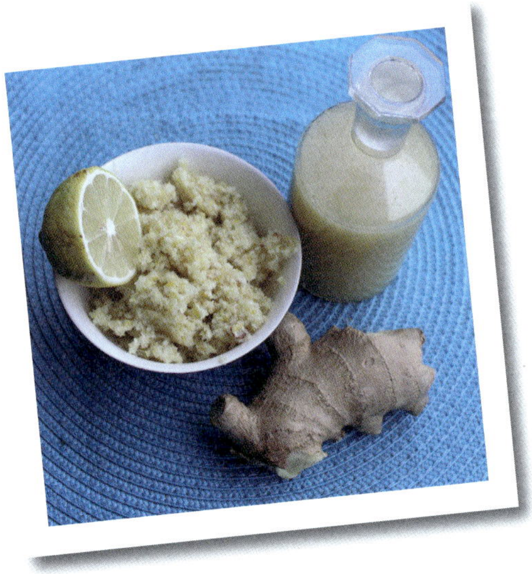

Schnupfensirup

Schlüsselblumen sind geschützt und dürfen wildwachsend nicht mehr gesammelt werden! Im Kräuterhandel oder in Apotheken kann man sie jedoch kaufen.

Anwendung:
Bei Katarrhen der oberen Atemwege und Nebenhöhlenentzündung nimmt man diesen Sirup bis zu 5-mal täglich ein: Erwachsene und Jugendliche je 1 EL, Kinder von 4–12 Jahren je 1 TL voll, am besten in etwas Tee aufgelöst.

Für 650 ml
Aufwand: 5 Min.
Rührdauer: 27 Min.

20 g Schlüsselblumentee
15 g Thymiantee
20 g Brombeerblättertee
5 MB Wasser
450 g Rohrohrzucker

1. Tees und Wasser in den Mixtopf geben und **7 Min./100 °C/Stufe 2/mit MB** kochen. Zucker zufügen und alles **20 Min./Stufe 3/mit MB** rühren.
2. Mischung im Mixtopf abkühlen lassen, dann durch ein Sieb gießen und den Sirup in sterile Flaschen füllen. Dunkel und kühl lagern, nach Anbruch im Kühlschrank aufbewahren und bald verbrauchen.

Der Sirup hält sich etwa 6 Monate.

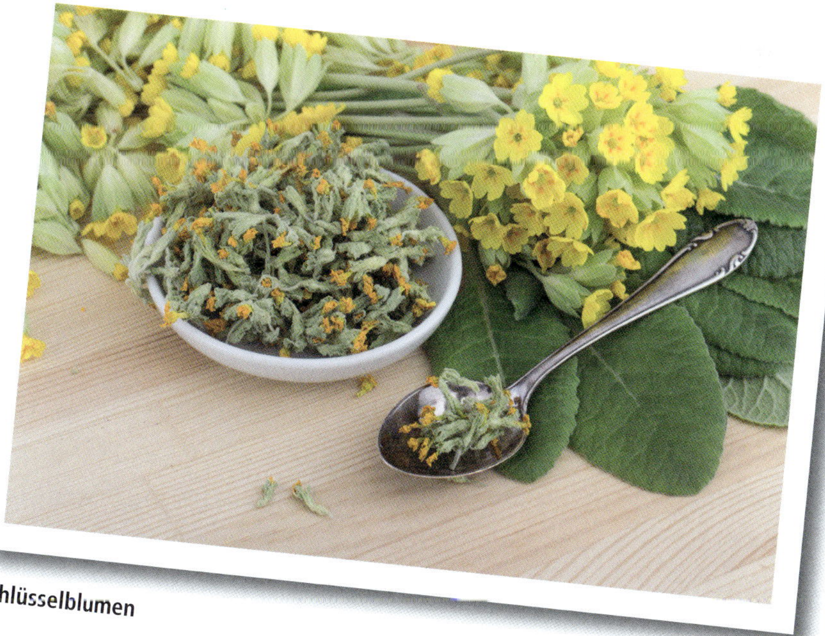

Schlüsselblumen

Mir-geht's-gut-Honig

Bei depressiven Verstimmungen und unerklärlicher Traurigkeit sowie angegriffenen Nerven kann dieser Kräuterhonig hilfreich sein.

Achtung: Ysop ist nur eingeschränkt geeignet während der Schwangerschaft und bei Hypertonie, bitte sprechen Sie die Anwendung mit Ihrem Arzt ab.

Anwendung:
2- bis 3-mal täglich 1–2 TL voll in Tee gelöst oder pur einnehmen.

Für etwa 400 ml
Aufwand: 5 Min.
Rührdauer: 61 Min.
Wartezeit: 12–24 Std.

- 1 EL Ysop, getrocknet
- 2 EL Lavendel, getrocknet
- 3 EL Rosenblätter, getrocknet (bio)
- 1 EL Kamillenblüten, getrocknet
- 1 TL Zimtpulver
- 500 g Lindenblütenhonig

1. Alle Kräuter und den Zimt in den Mixtopf geben und **10 Sek./Stufe 10/mit MB** mahlen. Mit dem Küchenpinsel hinunterstreichen und Vorgang wiederholen, sodass ein feines Puder entsteht.
2. Honig zugeben und **60 Min./37 °C/Stufe 2/ohne MB** rühren.
3. Honig in ein Schraubglas umfüllen und noch 1 Tag lang durchziehen lassen.
4. Der Honig schmeckt gut in Tee, Joghurt, Müsli oder als Brotaufstrich. Er sollte innerhalb von 4 Monaten verbraucht werden.

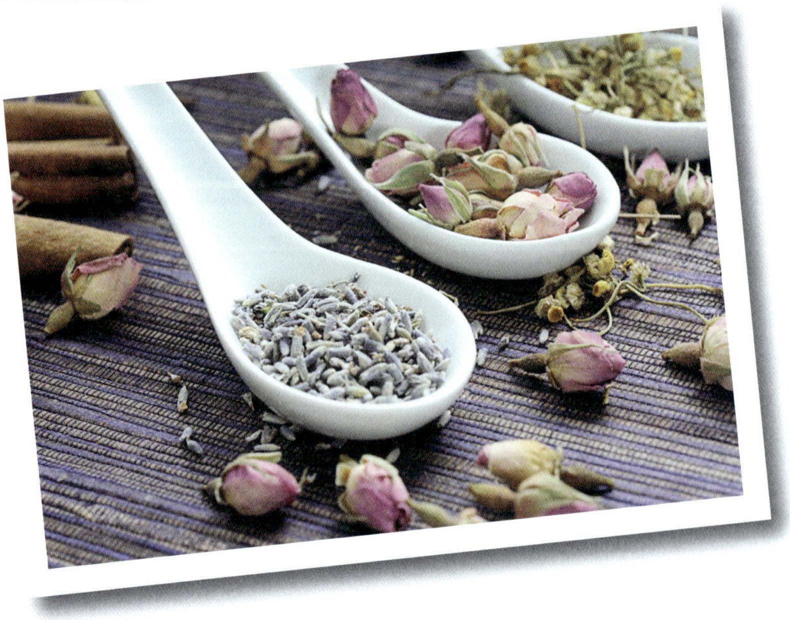

Zwiebel-Thymian-Honig

Zwiebeln helfen bei Erkältungen und Husten, besonders bei Keuchhusten. Sie wirken schleimlösend, entzündungshemmend, abwehrstärkend, hustenstillend und haben ganz erstaunliche antibiotische Eigenschaften. Zwiebelsirup kann in Erkältungszeiten auch vorbeugend zur Abwehr verabreicht werden (dann ohne den Thymian zubereiten)

Eine altes Hausmittel, das bereits unsere Ahnen zu schätzen wussten.

Thymian ist bekannt für seine entzündungshemmenden, antibiotischen und krampf- sowie schleimlösenden Eigenschaften und ergänzt somit den Zwiebelhonig hervorragend.

Anwendung:
Mehrmals täglich 1 EL (Erwachsene, Kinder ab 12) bzw. 1 TL (Kleinkinder ab 2 Jahren) einnehmen.

Für 300 ml
Aufwand: 8 Min.
Rührdauer: 61 Min.

250 g Zwiebeln (am besten in Bio-Qualität)
1 MB Wasser
2 EL Thymiantee
300 g Waldhonig

Für Kinder ab 8 Monaten kann man dieses Hausmittel auch mit braunem Rohrohrzucker statt Honig zubereiten. Den Thymian bitte auf 1 EL reduzieren. Den Zucker gleich am Anfang zugeben.

1. Zwiebeln schälen, in je 8 Stücke schneiden und in den Mixtopf geben. **10 Sek./Stufe 4/mit MB** hacken und spateln. Mit dem Wasser aufgießen, Thymian zugeben und alles **60 Min./70 °C/Stufe 1/mit MB** rühren.
2. Mischung auf 50 °C abkühlen lassen, den Honig zugeben und **30 Sek./Stufe 2/mit MB** rühren.
3. Zwiebel-Thymian-Honig durch ein Sieb oder ein Tuch filtern und in saubere Gläser abfüllen. Im Kühlschrank aufbewahren und innerhalb von 1 Woche aufbrauchen.

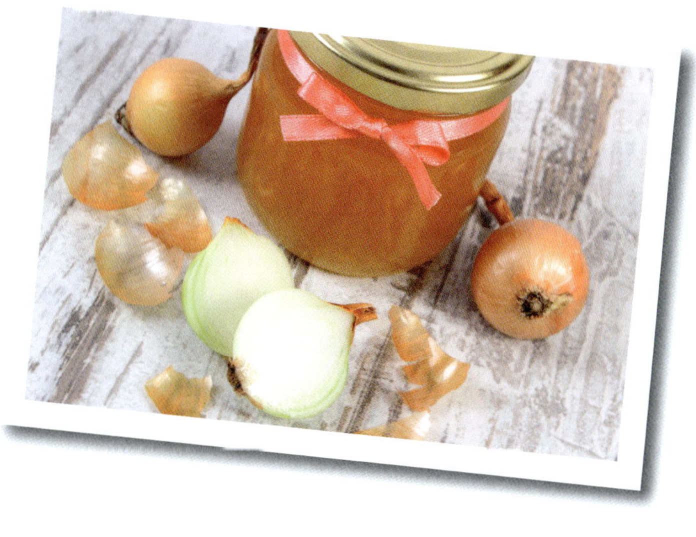

Energie-Nusspaste

Zur Stärkung nach schwerer Krankheit, Appetitanregung, für Schulkinder und vor Prüfungen gibt diese Nuss-Honig-Mischung Kraft und Energie und steigert die Leistung. Auch zu dünne oder unterentwickelte Kinder (ab 5 Jahren) profitieren von der Einnahme. Bei Nussallergien nicht verwenden.

Anwendung:
Täglich 1 TL davon etwa 20–30 Min. vor der Mahlzeit essen.

Für 750 g
Aufwand: 5 Min.
Rührdauer: 5 Min.

- 40 g Schwarzkümmel
- 40 g Sonnenblumenkerne
- 60 g Mandeln
- 60 g Haselnüsse
- 2 TL Zimtpulver
- 500 g Honig

1. Schwarzkümmel im Mixtopf **15 Sek./Stufe 10/mit MB** mahlen. Kerne, Nüsse und Zimt zugeben und **12 Sek./Stufe 10/mit MB** hacken.
2. Honig einwiegen und alles **4 Min./37 °C/Stufe 2/ohne MB** rühren, sodass die Masse leichter fließen kann. In Gläser abfüllen.

Innerhalb von 6 Wochen aufbrauchen, sonst werden die Nüsse ranzig.

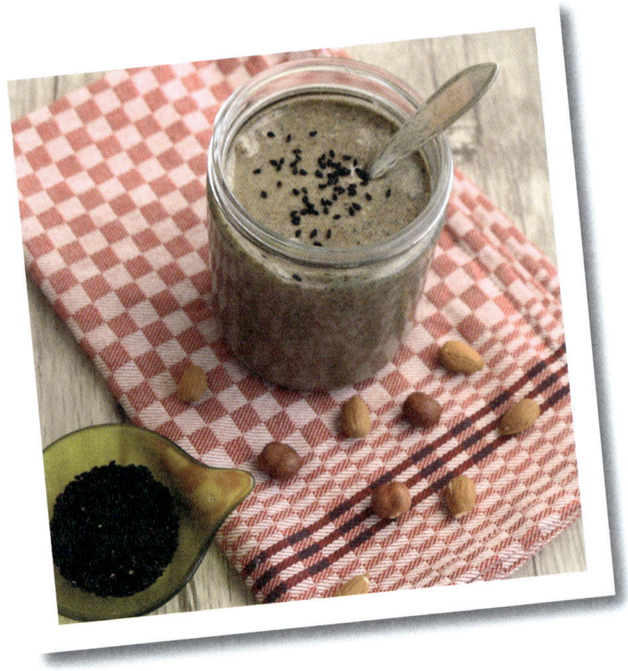

HEILENDE WICKEL UND UMSCHLÄGE

Wickel und Umschläge zählen zu den Hausmitteln, die die meisten bereits aus ihrer Kindheit kennen: zum Beispiel der kalte Wadenwickel, mit dem bereits bei kleinen Kindern das Fieber bei Infekten gesenkt wird. Mit Wickeln werden bestimmte Körperregionen groß- oder auch kleinflächig behandelt: Die Durchblutung wird angeregt, der Stoffwechsel beeinflusst, Wirkstoffe werden über die Haut in den Körper geschleust.

Feuchte Wickel bestehen aus einem heiß oder kalt angefeuchteten Tuch (meist aus Leinen oder Baumwolle), das möglichst mehrmals um die betroffene Körperregion gewickelt wird (daher der Name). Darauf folgen ein bis zwei Außentücher, die ebenfalls gewickelt werden, um die feuchte Wärme oder je nach Art auch Kühle am Körper zu halten und damit nichts nass wird. Manchmal wird zusätzlich eine Wärmflasche darübergelegt (nicht zu heiß!), um die Stelle länger warm zu halten.

Wickel können mehrmals täglich wiederholt werden, jedoch nicht mehr als zwei bis drei Anwendungen am Tag, denn sie sind durchaus kräftig in ihrer Wirkungsweise! Gerade in der Kranken- und Altenpflege werden Wickel gern eingesetzt.

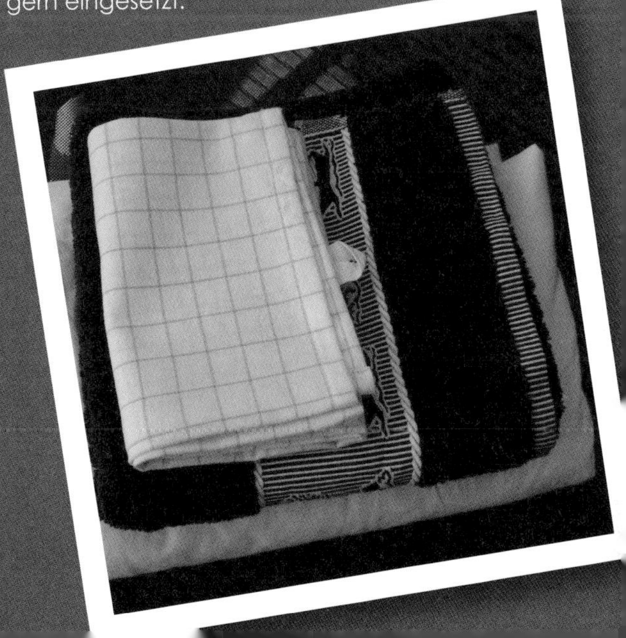

Nierenwickel mit Ingwer

Stärkt bei regelmäßiger Anwendung die Nieren und regt die Nierentätigkeit an. Auch bei Erkältungskrankheiten zur Entgiftung geeignet.

Bei vorliegender Erkrankung der Nieren nur nach Rücksprache mit dem Arzt anwenden. Ausschließlich für Erwachsene und Heranwachsende geeignet.

Anwendung:
Das Leintuch mit dem Sud durchtränken, leicht auswringen, möglichst heiß (aber so, dass es nicht schmerzt!) faltenlos über die Nieren legen. Darüber kommen nun das Frotteetuch und die warme Wärmflasche. Mit dem Wickeltuch leicht einwickeln, sodass alles fixiert wird. Etwa 20 Min. lang wirken lassen.
Den Wickel abnehmen und den entsprechenden Körperbereich mit dem Lavendelöl einreiben.

Für mehrere Anwendungen (jeweils den restlichen Sud wieder aufwärmen!)
Aufwand: 2 Min.
Rührdauer: 5 Min.

250 g Wasser
2 TL Ingwerpulver

1 Leintuch
1 Frotteetuch
1 Wärmflasche
1 Wickeltuch
etwa 1 EL Lavendel-Kräuteröl (S. 57)

1. Wasser und Ingwerpulver im Mixtopf **5 Min./70 °C/Stufe 3/mit MB** erhitzen. Durch ein Tuch filtern.
2. Alternativ kann der Sud auch mit frischem Ingwer gekocht werden: Dafür 20 g Ingwer **6 Sek./Stufe 6/mit MB** hacken, Wasser zugeben und erhitzen wie angegeben.

Bei Nierenproblemen viel trinken (2–3 l am Tag), am besten leichten Kräutertee oder stilles Wasser, und die Nieren immer warm halten.

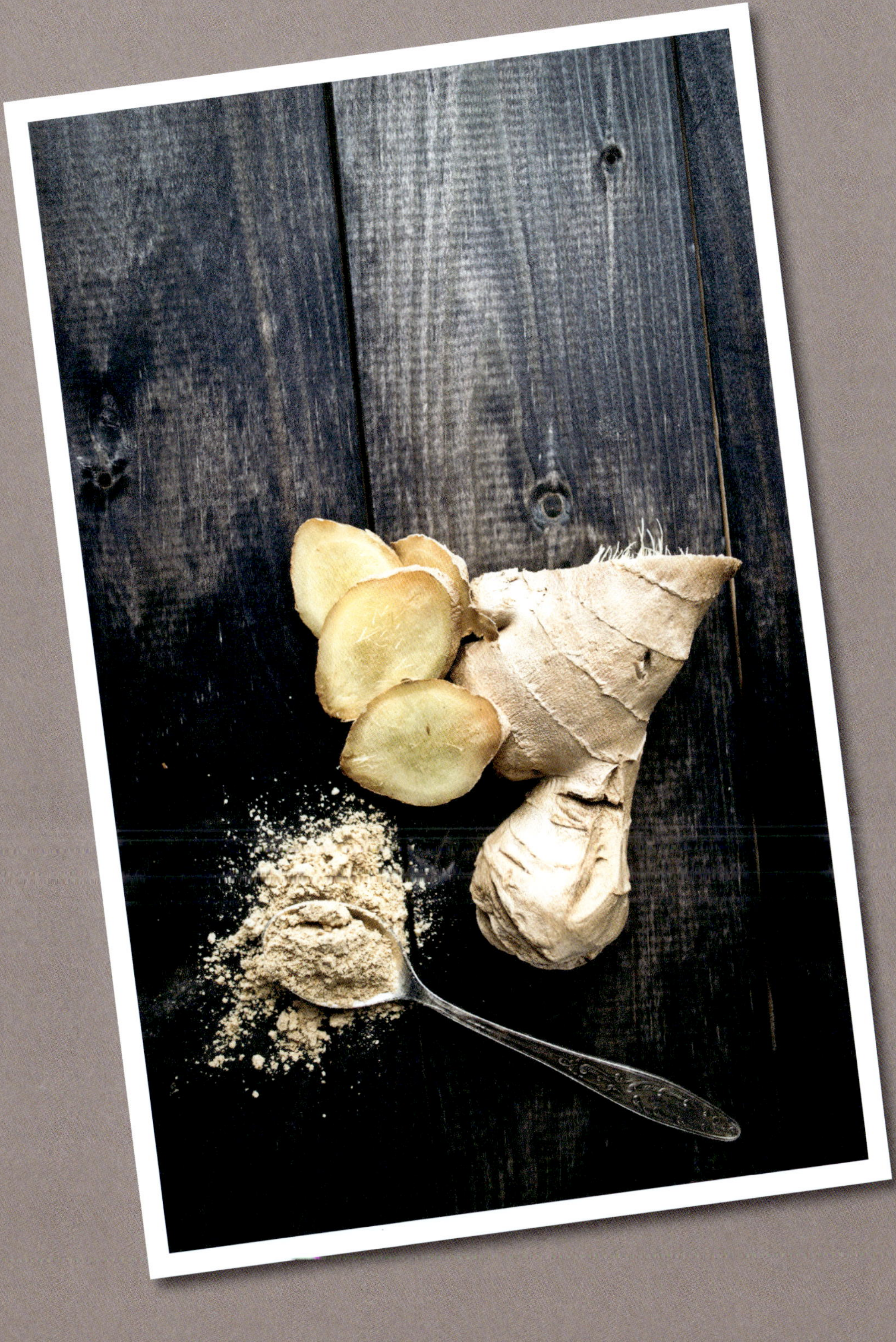

Kartoffelwickel

Bei Husten, Halsschmerzen und Erkältung der oberen Atemwege ohne (!) Fieber schwöre ich auf den warmen Kartoffelwickel. Doch wenn man krank ist, ist einem die normale Zubereitung oft schon zu viel. Im Thermomix® geht das jedoch supereinfach, das bekommt man auch hin, wenn man sich nicht so gut fühlt.

Der Wickel fördert die Durchblutung, die Wärme beruhigt beim krampfenden Husten, wärmt den ganzen Körper, stärkt die Abwehr und hilft beim Schleimlösen. Auch für die Schmerzbehandlung und Entspannung bei Problemen von Rücken- und Nackenmuskulatur geeignet.

Für 1 Anwendung
Aufwand: 5 Min.
Rührdauer: 35 Min.

400 g Bio-Kartoffeln, eher mehlig kochend
1900 g Wasser

1 Lein- oder Baumwolltuch (ca. 40 x 60 cm)
4 Papierküchentücher (optional)
1 Handtuch oder Schal

Die Kartoffeln abwaschen, grob in Stücke schneiden (Bioware muss nicht geschält werden),in den Garkorb geben. Wasser einwiegen, Garkorb einsetzen und Kartoffeln **in 35 Min./Varoma/Stufe 2/mit MB** weich kochen (je nach Kartoffelsorte evtl. etwas länger).

Anwendung:
Leintuch ausbreiten (evtl. noch 2 Papierküchentücher nebeneinander drauflegen) und die Kartoffeln daraufgeben. Mit einem Kartoffelstampfer zu einem groben Brei zerquetschen. Evtl. mit den beiden anderen Papierküchentüchern abdecken. Das Tuch von den Seiten zuklappen, sodass ein Päckchen entsteht. Das Päckchen wird je nach Anwendung geformt: für den Hals etwas länger und schmaler, für die Brust oder Extremitäten darf es ruhig größer und breiter sein.
Für Kinder oder unruhige Personen ist es ratsam, das Päckchen mit einem Klebestreifen, z. B. Leukoplast, längs und quer zuzukleben.
Dieses Kartoffelpäckchen wird erst dann mittig mit der unteren Seite auf die Brust gelegt, wenn es so weit abgekühlt ist, dass die Haut nicht mehr verbrennt und Schaden nimmt (unbedingt erst an der Innenseite des Unterarms prüfen!). Der Wickel wird mit einem Handtuch abgedeckt oder einem Schal locker befestigt und bleibt 30 Min. liegen (bzw. bei Erwachsenen, bis er abgekühlt ist, maximal 1 Std.) oder kürzer, wenn er vorher als unangenehm empfunden wird.
Im akuten Stadium 1-mal täglich anwenden.

Wer mag, streut auf die Kartoffelpaste noch 1 EL Thymiankraut, das tut bei Husten besonders gut!

Die Kartoffeln speichern die Wärme sehr gut, daher kann es sein, dass der Wickel doch zu heiß empfunden wird, obwohl man ihn vorher getestet hat!

Bitte lassen Sie Kinder und pflegebedürftige Personen nicht allein. Falls der Wickel doch zu heiß sein sollte oder die Kartoffelmasse herausquillt, muss er schnell entfernt werden.

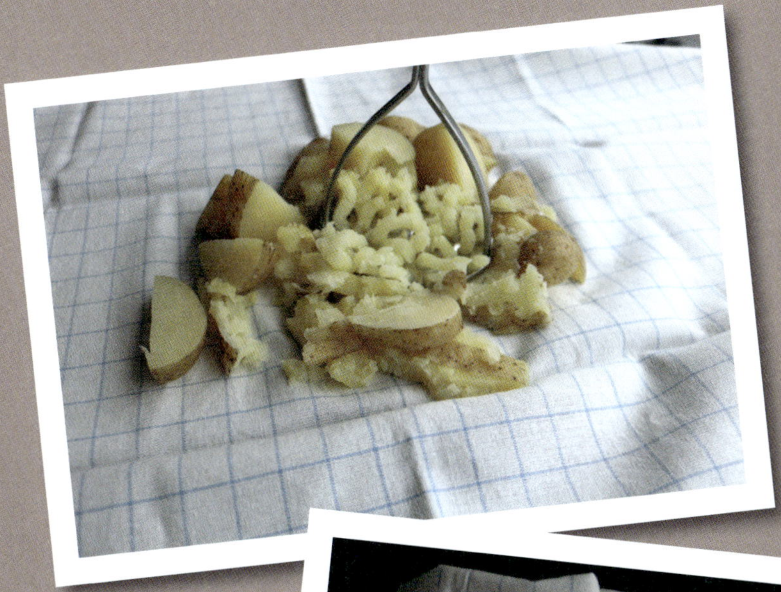

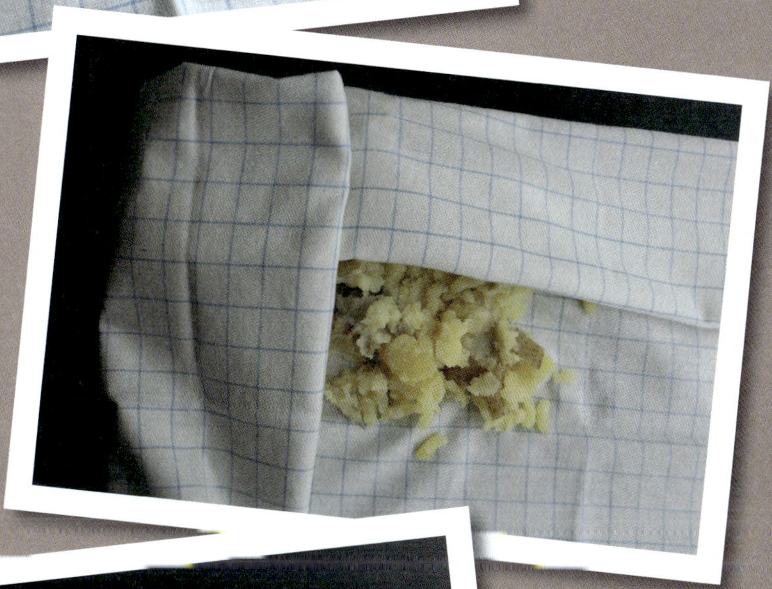

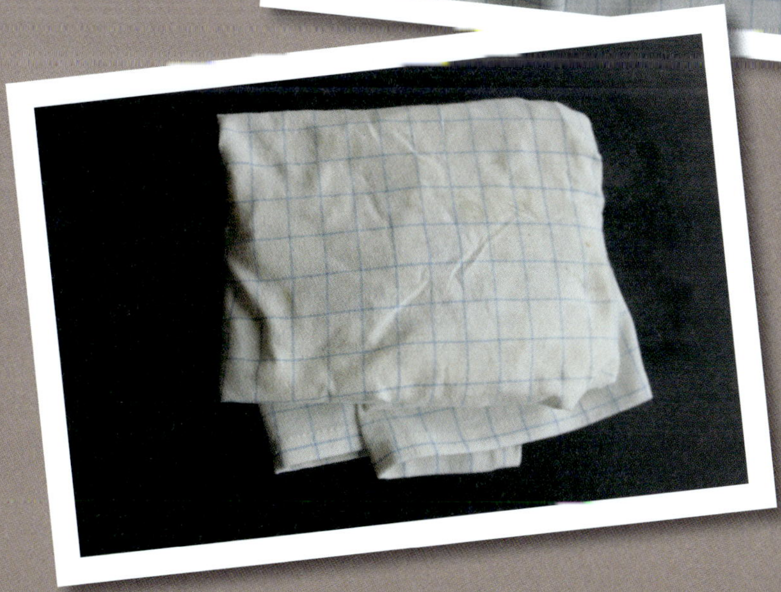

Zitronen-Essig-Wickel

Bei Bronchitis, Husten, Keuchhusten und Asthma und auch bei Halsentzündung helfen die antiseptischen, entzündungshemmenden und abschwellenden Wirkstoffe der Zitrone. Apfelessig wirkt kühlend und entgiftend.

Zitronenschalenöl kann allergische Hautreizungen verursachen, dann die Anwendung sofort beenden.

Für 2–3 Anwendungen
Aufwand: 5 Min.
Rührdauer: 6 Min.

1 Bio-Zitrone
2 EL Apfelessig
½ MB Wasser

1 größeres Leintuch
Folie
1 Handtuch
1 Wärmflasche
optional 1 Schal

Zitrone abwaschen und halbieren. Im Mixtopf **10 Sek./Stufe 10/mit MB** hacken. Apfelessig und Wasser zugeben und **5 Min./37 °C/Stufe 3/mit MB** erwärmen. Durch ein Sieb gießen.

Anwendung:
Das Leintuch in dem Sud tränken, leicht auswringen und doppelt gelegt auf Brust und Oberkörper ausbreiten. Darüber eine Folie legen, dann ein Handtuch und obendrauf eine nicht zu heiße Wärmflasche legen (bei gleichzeitigem Fieber nur leicht warm). Eventuell mit einem Wollschal fixieren.
Bei akuter Erkrankung 2-mal täglich anwenden, Erwachsene bis zu 30 Min., Kinder 15 Min., Kleinkinder 5–10 Min.

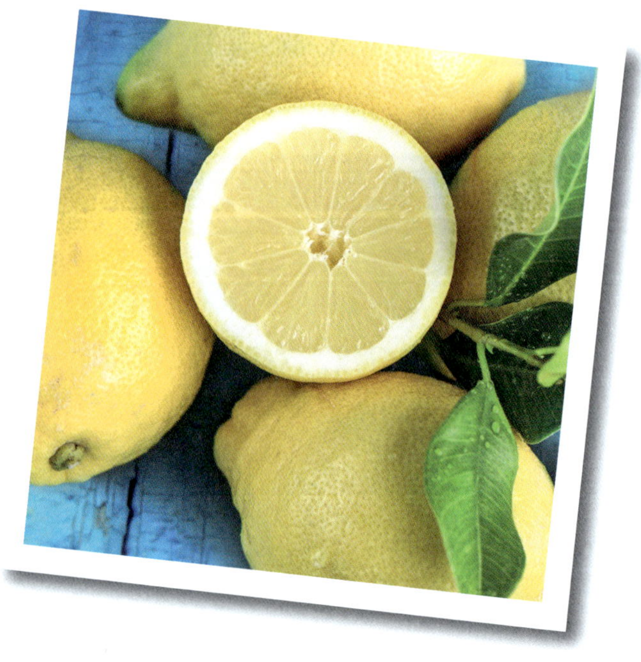

Kompresse bei Blasenentzündung, Blasenreizung oder zur Vorbeugung

Wirkt entkrampfend, entzündungshemmend und entstauend. Die warme Kompresse nur anwenden, wenn Wärme als angenehm empfunden wird, sonst nur zur Einreibung der betroffenen Blasen-Nieren-Region verwenden.

Nicht während der Schwangerschaft, bei bestehenden Nierenerkrankungen und bei Epilepsie geeignet.

Wer sehr empfindlich oder allergisch auf ätherische Öle reagiert, soll zumindest vorher einen Test durchführen: 3 Tropfen der Ölmischung in der Armbeuge verteilen und einziehen lassen. Sollte innerhalb der nächsten 2 Std. eine Rötung, Schwellung oder Juckreiz entstehen, darf das Öl nicht verwendet werden.

Für 100 ml
Aufwand: 5 Min.
Rührdauer: 61 Min.
Wartezeit: 14 Tage

2 EL Wacholderbeeren
1 MB Olivenöl oder Sesamöl
50 Tropfen Eukalyptusöl (*Eukalyptus citriodora*), ätherisch
25 Tropfen Bergamotteöl, ätherisch
25 Tropfen Ingweröl, ätherisch

1 Wärmflasche
1 Leinen- oder Baumwolltuch
Folie
1 Handtuch

1. Wacholderbeeren im Mixtopf **6 Sek./Stufe 8/mit MB** hacken und spateln. Olivenöl zugeben und **60 Min./60 °C/Stufe 3/mit MB** rühren.
2. Mischung in ein Schraubglas umfüllen und 14 Tage dunkel, aber warm ausziehen.
3. Dann durch ein feines Sieb gießen und Öl in eine dunkle Flasche füllen.
4. Die ätherischen Öle hineintropfen, Flasche verschließen und gut durchschütteln.

Anwendung:
Eine Wärmflasche mit 60–65 °C heißem Wasser füllen.
Von der Ölmischung etwa 1–2 EL auf einem Leinen- oder Baumwolltuch (ca. 30x30 cm) verteilen, sodass es leicht getränkt ist. Legen Sie sich nun hin und geben Sie das Tuch auf die Blasengegend. Decken Sie es mit einem Stück Folie (z. B. Frischhaltefolie) ab und legen Sie die Wärmflasche darauf. Das Ganze nun mit einem Handtuch zudecken und genießen (soweit möglich).
20–30 Min. wirken lassen bzw. solange die Anwendung als angenehm empfunden wird.
Nur für Erwachsene und Jugendliche ab 14 Jahren geeignet. Bei akuter Blasenentzündung oder -reizung 2-mal täglich (morgens und abends) durchführen. Gleichzeitig viel Kräutertee trinken. Bei anhaltenden Problemen oder Blut im Urin sofort ärztliche Hilfe einholen!
Zur Vorbeugung gegen Zystitis 3-mal wöchentlich über einen längeren Zeitraum durchführen.

Heilerde-Kamillen-Wickel

Heilerde ist ein mineralisches Pulver mit vielen darin gebundenen Mineralstoffen, das seit Jahrhunderten als Heilmittel eingesetzt wird. Als Wickel wird sie erfolgreich bei Arthritis, Neurodermitis und Cellulite (»Orangenhaut«) angewandt. Heilerde fördert die Durchblutung, hilft gegen Juckreiz, hat entzündungshemmende und wundheilungsfördernde Wirkstoffe. Die Kamille hilft bei der Abheilung und wirkt schmerzlindernd und beruhigend.

Für 250 ml Paste
Aufwand: 5 Min.
Rührdauer: 7 Min.
Abkühldauer: 30 Min. (für eine warme Anwendung) bis 50 Min. (für eine kalte Anwendung)

2 EL Kamillenblüten
1 ½ MB Wasser
200 g Heilerde

1 Leintuch
1 Tuch oder Schal
optional 1 Handtuch

1. Kamille in den Mixtopf geben und **1 Min./Stufe 10/mit MB** mahlen. Wasser zuschütten und **5 Min./Stufe 3/mit MB** kochen. Anschließend auf **Stufe 2/mit MB** rühren, bis die gewünschte Temperatur erreicht ist (zwischen 30 und 50 Min. s. o.).
2. Heilerde zugeben und alles **30 Sek./Stufe 2/mit MB** zu einer streichfähigen Paste anrühren. Je nach verwendeter Heilerde kann man etwas mehr oder weniger Erde dafür benötigen.

Anwendung:
Die Paste auf die betroffenen Stellen 1–2 mm dick auftragen.
Darüber ein mit kaltem oder warmem Wasser angefeuchtetes Leintuch geben (je nachdem was als angenehm empfunden wird), mit einem Tuch oder Wollschal einwickeln, evtl. noch mit einem Handtuch abdecken.
40–60 Min. einwirken lassen. Wird der Wickel als unangenehm empfunden, kann man auch schon vorher abbrechen. Anschließend Haut gut abduschen und eincremen.

Die Paste kann auch zur Behandlung von Akne verwendet werden. Dafür die Hälfte der Paste herstellen und auf 3 Portionen aufteilen. Im Kühlschrank aufbewahren und innerhalb 1 Woche aufbrauchen.

Wer trockene Haut hat, gibt entweder der Paste 1–2 EL Olivenöl zu oder cremt sich nach dem Wickel mit einer Feuchtigkeitslotion oder einem pflanzlichen Ölauszug (z. B. Johanniskrautöl gemischt mit Olivenöl 1:1) ein.

Für großflächige Behandlungsflächen zum Beispiel bei Cellulite bietet sich das straffe Einwickeln mit einer möglichst schmalen Folie (Frischhaltefolie oder Spezialfolie für »Body Wrapping«) an.

Für eine Cellulite-Packung noch jeweils 10 Tropfen ätherisches Minzöl, Rosmarinöl und Zypressenöl in die Paste mischen.

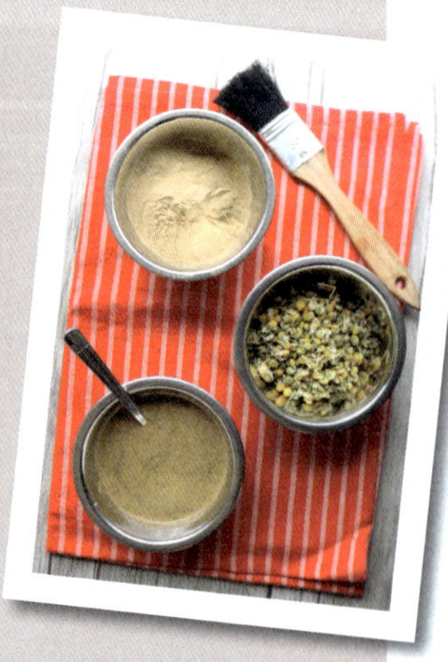

HEILSPEISEN: GESUNDHEIT UND KRAFT AUS DEM TOPF

Nicht nur »richtige« Kräutermedizin tut dem Körper bei Erkrankung und Schwäche gut. Auch bestimmte Nahrungsmittel tragen zu unserer Gesundung bei. Manches davon kennt man sicherlich schon aus der Kindheit.

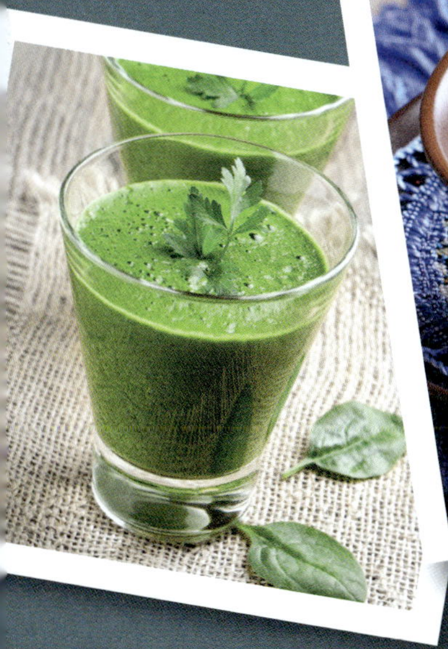

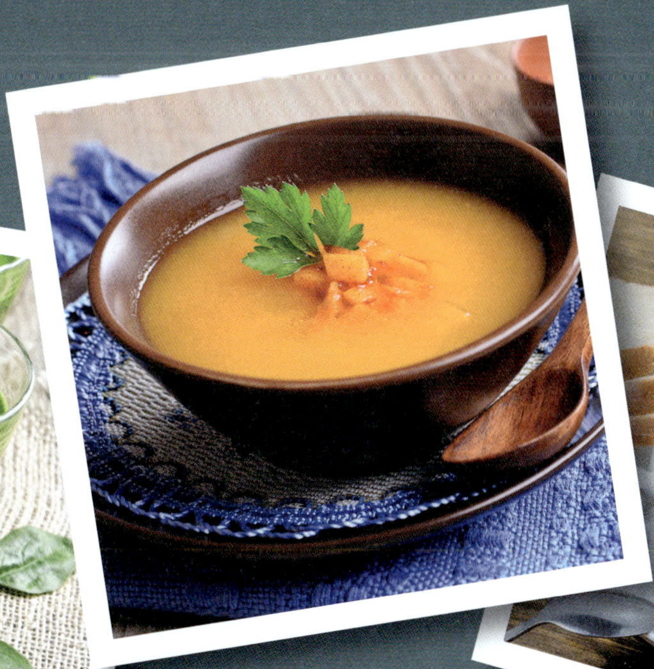

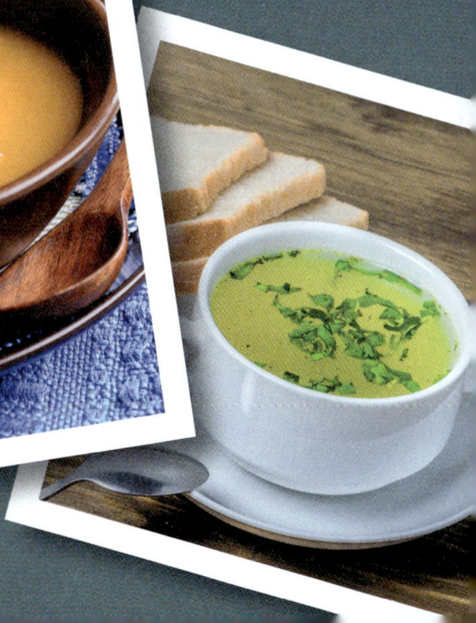

Hühnersuppe – nicht nur für die Seele

Wer kennt sie nicht, die legendäre Hühnersuppe, die in Erkältungs- und Krankheitszeiten zum Einsatz kommt? Sie lindert Entzündungen im Körper und gibt verlorene Kraft zurück. Auch bei Verdauungsproblemen, Magengeschwüren, Reflux, Verstopfung, Reizdarm und verschiedenen Nahrungsmittelunverträglichkeiten kann sie Beschwerden abmildern. Grundsätzlich kann sie auch ausschließlich mit Knochen (Karkassen) gekocht werden, wobei gilt: je besser die Haltungsbedingungen der Tiere, desto besser die Wirkung der Brühe. Mit Fleisch aus Massentierhaltung erreicht man so gut wie keine heilende Wirkung. Man kann die klare Bouillon auch weiterverarbeiten zu Gemüse-, Grieß-, Nudeln- oder Reissuppen (aber bitte alles aus Vollkorn) und erhält so eine vollwertige Mahlzeit.

Für 1,5 l Suppe
Aufwand: 10 Min.
Rührdauer: 200 Min.

500 g Hühnerteile mit Knochen, frisch
1600 g Wasser
100 g Knollensellerie, in 2-cm-Stücken
100 g Karotten, geschält, in 1-cm-Scheiben
50 g Petersilienwurzeln, geschält, in 1-cm-Scheiben
3 Knoblauchzehen, geschält
3 Scheiben Ingwer
5 Wacholderbeeren
2 Lorbeerblätter
2 Zweige Thymian (optional)
2 Zweige Majoran (optional)
3 Zweige Petersilie, geschnitten
1 EL Apfelessig
Salz
Pfeffer
nach Belieben 1 EL Suppengrundstock oder Suppenbrühpulver

1. Die Hühnerteile abwaschen, evtl. kleiner schneiden und in den Garkorb legen.
2. 1600 g Wasser in den Mixtopf einwiegen, Garkorb einsetzen und **Huhn 20 Min./Varoma/Stufe 1/ohne MB** kochen. Dann **2x 60 Min./100 °C/ Stufe 2/ohne MB** (also 120 Min. gesamt) weitergaren.
3. Restliche Zutaten (bis auf Salz, Pfeffer und Suppenbrühpulver) in den Garkorb zugeben und Wasser nachfüllen, sodass die Zutaten im Garkorb etwas mehr als bedeckt werden.
4. Weitere **60 Min./95 °C/Stufe 2/ohne MB** garen.
5. Den Garkorb mithilfe des Spatels herausziehen, abtropfen lassen und beiseitestellen. Will man sie konzentrierter, kann man sie auch im Mixtopf auf Stufe Varoma ohne MB nochmals einkochen.
6. Die Brühe nach Wunsch mit Salz, Pfeffer und evtl. Suppengrundstock oder Suppenbrühpulver abschmecken.
7. Wer mag, isst sie mit einem Teil vom Gemüse oder Einlagen wie oben erwähnt. Reste bald verbrauchen oder portionsweise einfrieren.

Aufbauend während Krankheit und Rekonvaleszenz ist auch die sogenannte Bouillon mit Ei: in die heiße Brühe oder direkt in den Teller pro Portion 1 zerklöppeltes Ei geben, evtl. mit 1 TL kleingeschnittener Petersilie oder Schnittlauch bestreuen. Bei akuten Magenproblemen dazu etwas Weißbrot, Zwieback oder Toast essen. Wer die Brühe mit weniger Fett mag (z. B. bei Magen- und Darmproblemen), lässt sie erkalten und fischt mit einem Löffel dann das erstarrte Fett ab.

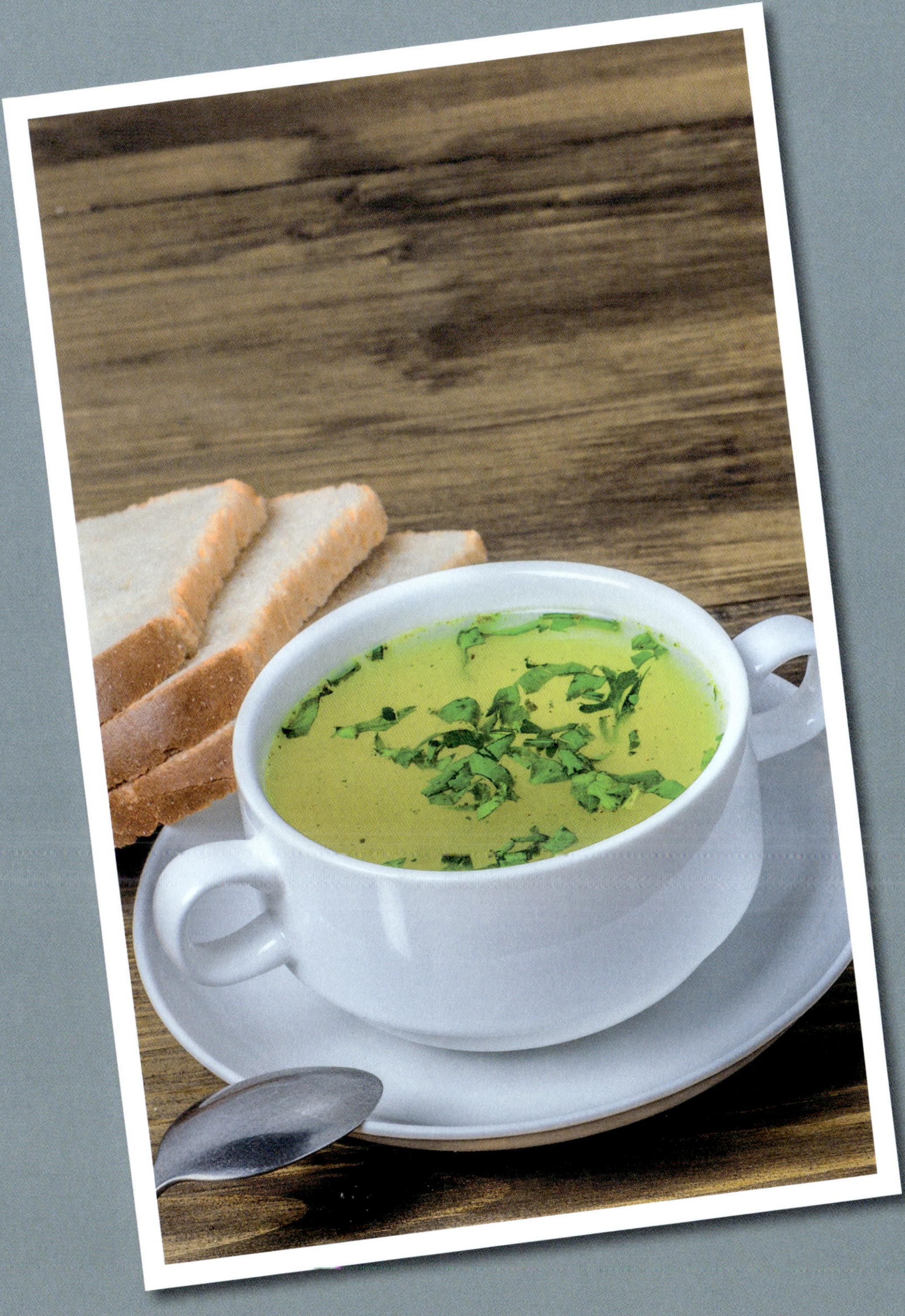

Goldpaste und »Wundermilch«

Warum »Wundermilch«? Weil die Kombination aus verschiedenen Gewürzen , die in die Goldpaste (und später in die Milch) kommen, eine ganz besonders starke Wirkung hat: entzündungshemmend, antibakteriell, magenfreundlich, vitalisierend, abwehrstärkend, kreislaufanregend, schmerzlindernd, stimmungsaufhellend, blutdrucksenkend, blutzuckerstabilisierend, nervenaufbauend, gedächtnisfördernd und verjüngend ... zu viel versprochen?

Anwendung:
In Zeiten von Krankheit, Schwäche und Rekonvaleszenz sollte man täglich 1 gehäuften TL, zur Vorbeugung 2- bis 3-mal pro Woche je 1 TL in Milch, Pflanzenmilch, Joghurt oder Wasser zu sich nehmen.
Für dieses hochwertige Hausmittel empfehle ich soweit möglich die Verwendung von Zutaten aus biologischer Herkunft!
Die »Wundermilch« kann sowohl mit tierischer als auch mit Pflanzenmilch zubereitet werden, wobei Letztere meist zu Heilzwecken vorgezogen wird. Erst wird die Goldpaste zubereitet, die sich im Kühlschrank 1–2 Wochen lang hält. Davon 1 TL und 200 g Milch (Sojamilch, Hafermilch etc.) in den Mixtopf geben, **2 Min./70 °C/ Stufe 2/mit MB** erwärmen, nach Belieben süßen (mit Honig, Agavendicksaft, Kokosblütenzucker oder gemixten Datteln). Am besten ungesiebt in ein Glas schütten und trinken. Wer scharf nicht so gut verträgt, reduziert den Schwarzen Pfeffer auf 1 TL.

Für 400 g (ca. 500 ml)
Aufwand: 8 Min.
Rührdauer: 17 Min.

2 EL Zimt, geschrotet
1 EL Schwarzer Pfeffer (10 g)
1 Sternanis
1 Muskatnuss
150 g Kurkumawurzel (alternativ 4 EL Kurkuma)
100 g Ingwerwurzel (alternativ 2 EL Ingwerpulver)
50 g Galgantwurzel (alternativ 1 EL Galgantpulver)
2 MB Wasser
50 g Kokosöl

1. Zimt, Pfeffer, Sternanis und halbierte Muskatnuss im trockenen Mixtopf **20 Sek./Stufe 10/mit MB** hacken. Mit dem Küchenpinsel hinunterstreichen und Vorgang nochmals wiederholen, bis ein feiner Puder entstanden ist, dann in eine kleine Schüssel umfüllen.
2. Kurkuma, Ingwer und Galgant dünn schälen (wenn Sie Bioware verwenden, genügt es, die Wurzel gründlich abzuwaschen), dann grob in Stücke schneiden. Im Mixtopf **6 Sek./Stufe 7/mit MB** hacken, spateln und anschließend **30 Sek./Stufe 10/mit MB** mahlen. Spateln und Vorgang wiederholen.
3. Nun werden die gemahlenen Gewürze wieder zugegeben. Das Wasser und das Kokosöl **15 Min./100 °C/Stufe 2/ohne MB** einkochen lassen. **30 Sek./Stufe 10/mit MB** mixen (ein Tuch auf den MB legen). Spateln und Vorgang wiederholen.
4. Danach Goldpaste in ein Glas füllen und abgekühlt in den Kühlschrank stellen.

Vorsicht, die Paste färbt durch das Kurkuma alles, mit dem sie in Kontakt kommt, gelb!

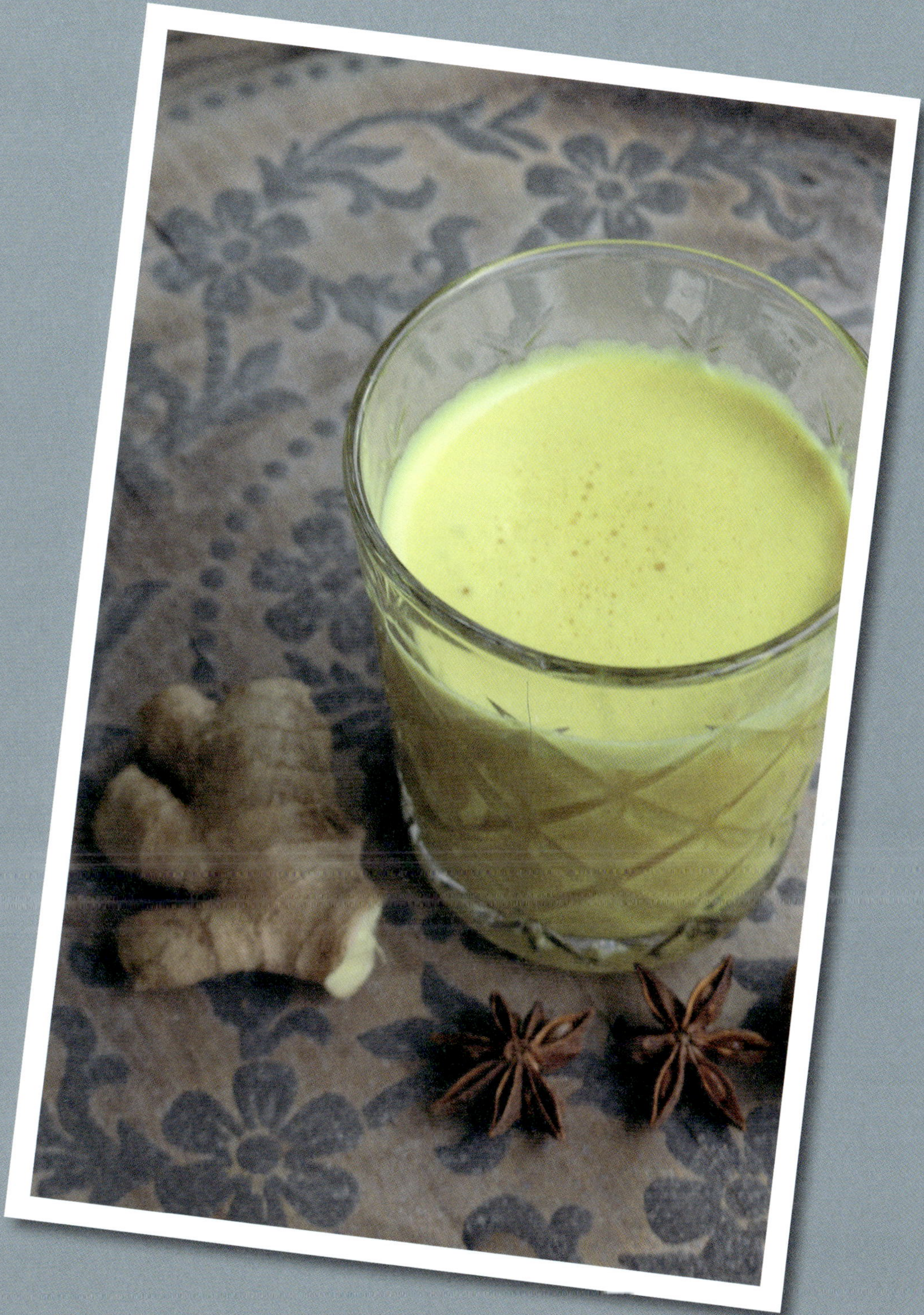

Karottensuppe mit Fenchel

Bei Durchfall und Blähungen hilft diese leckere Suppe – evtl. zusätzlich zu verordneten Medikamenten. Sind Salmonellen oder Bakterien im Spiel, ist eine medizinische Behandlung zwingend!

Karotten sind nicht nur leicht verdaulich, sondern wirken auch sanft stuhlverdickend. Zusätzlich zu dieser guten Suppe sollte aber unbedingt nur leicht verdauliche Kost gegessen werden.

Für 4 Teller à 200 ml
Aufwand: 8 Min.
Rührdauer: 16 Min.

500 g Bio-Karotten
1 TL Fenchelsamen
5 MB Gemüsesuppenfond
oder 1–2 EL Suppengrundstock und 5 MB Wasser
oder 1–2 EL Gemüsebrühpulver (bio) und 5 MB Wasser
1 EL kalt gepresstes Pflanzenöl oder Kokosöl
Salz
schwarzer Pfeffer
evtl. etwas frische Kräuter wie Petersilie, Thymian oder Basilikum

1. Die Karotten waschen, schälen, putzen. In grobe Stücke schneiden.
2. Fenchel im Mixtopf **6 Sek./Stufe 10/mit MB** mahlen, mit dem Küchenpinsel hinunterstreichen. Karottenstücke zugeben und **6 Sek./Stufe 10/mit MB** hacken, dann spateln.
3. Suppenfond oder Suppengrundstock und Wasser zugeben und alles **15 Min./100 °C/Stufe 1.5/mit MB** kochen. Öl zugeben und nochmals **10 Sek./Stufe 10/mit MB** mixen (den Mixtopf mit einem dicken Küchentuch abdecken).
4. Suppe mit Salz und Pfeffer abschmecken und evtl. mit Kräutern oder gemahlenem Fenchel bestreut servieren. Reste innerhalb von 2 Tagen aufbrauchen.

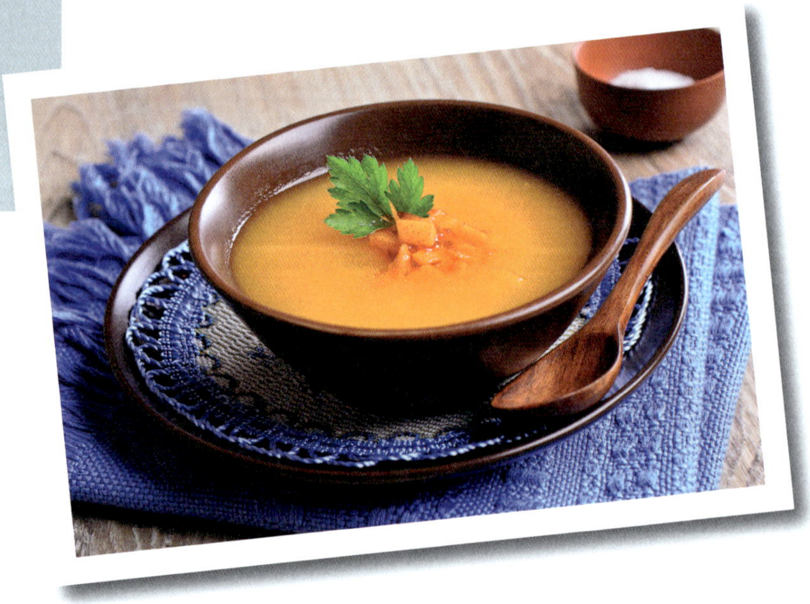

Ghee

Zum Kochen (und auch für die Salbenzubereitung) möchte ich Ihnen das Ghee, eine Art ayurvedisches Butterschmalz, ans Herz legen. In der Butter enthaltenes Milcheiweiß und Wasser werden durch Erhitzen und anschließendes Klären durch ein Tuch entfernt. Ghee soll gesundheitsfördernde und entzündungshemmende Wirkungen haben und ist auch ungekühlt lange haltbar. Auf der Haut zieht es schnell ein und schleust enthaltene Wirkstoffe tief in untere Hautschichten. Für Heilzwecke wird es länger gekocht als nur für die Küche, es kann für ayurvedische Anwendungen durchaus 4–5 Std. lang erhitzt werden. Eine Würzbutter kann man herstellen, indem man fertiges Ghee wieder erhitzt und darin Gewürze wie Kardamom, Knoblauch, Ingwer, Koriander, Kurkuma etc. kurz gekocht werden. Entweder anschließend durch ein Tuch filtern oder gemahlene Gewürze darin lassen und Ghee zum Kochen verwenden. Wunderbar für orientalische Gerichte, lange haltbar und sehr gesund.

Für etwa 350 g Ghee (abhängig von der Butter)
Aufwand: 5 Min.
Rührdauer: 130 Min.

500 g Süßrahmbutter, weich

1 Glas, ca. 400 ml

1. Die Butter in den Mixtopf geben und **60 Min./100 °C/Stufe 1/ohne MB** rühren. Am besten zwischendurch gelegentlich die Innenseite vom Deckel abtrocknen. Dann **5 Min./Varoma/Stufe 1/ohne MB** kochen, Deckel abnehmen, sodass kein Wasser in die Butter gelangt.
2. Flüssige Butter durch ein feines Sieb in eine Schüssel gießen und so ausgeflocktes Milcheiweiß und Schaum entfernen.
3. Mixtopf mit einem Tuch sauber ausreiben, geschmolzene Butter wieder zugeben und den ersten Arbeitsschritt nochmals wiederholen.
4. Das Sieb mit einem Passiertuch auslegen und das heiße Ghee nun (am besten durch einen Marmeladentrichter) direkt in ein Schraubglas absieben. Erst ausgekühlt verschließen. Kühl, aber nicht im Kühlschrank lagern, damit sich kein Kondenswasser bildet.

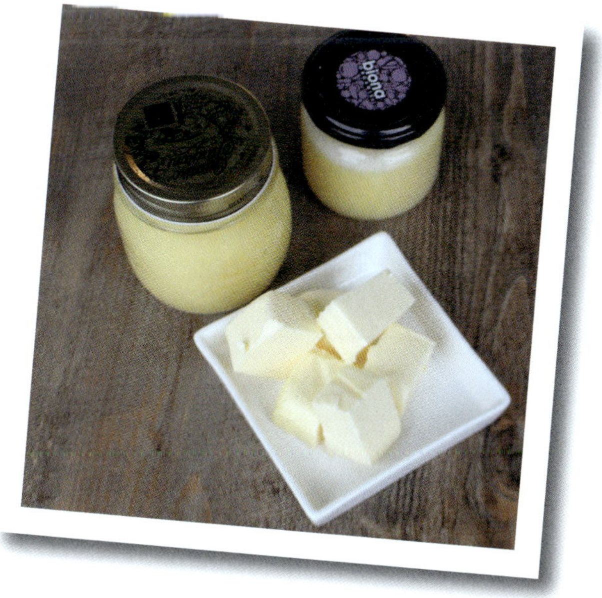

Augenfit: der Smoothie für die Sehkraft

Anwendung:
Am besten jeweils 2-mal wöchentlich diesen vitalstoffreichen Smoothie genießen, abwechselnd mit Rezept Nummer zwei. Wenn möglich, zu Bioware greifen.

Für jeweils 1 großes Glas, ca. 500 ml (je nachdem, wie dickflüssig der Smoothie sein soll und wie viel Wasser verwendet wird)
Aufwand: 10 Min.
Rührzeit: 2 Min.

100 g Karotten, geputzt, geschält
100 g rote Paprika, geputzt, entkernt
100 g Rote Bete, vorgekocht
1 EL Lein-, Walnuss- oder Rapsöl (kalt gepresst)
1 TL Bio-Tomatenmark
etwa 300 g stilles Wasser
nach Belieben etwas Honig und/oder Zitronensaft

Augenfit 1: mit viel Betacarotin

1. Gemüse in Stücke schneiden und mit dem Öl und dem Tomatenmark in den Mixtopf geben. **10 Sek./Stufe 10/mit MB** hacken. Wasser zugeben und **1 Min./Stufe 10/mit MB** mixen. Nach Wunsch süßen oder mit Zitronensaft würzen.

100 g Brokkoli
100 g Grünkohl
50 g Babyspinat
1 EL Raps- oder Leinsamenöl (kalt gepresst)
Saft ½ Zitrone oder Limette
etwas Petersilie
etwa 350 g stilles Wasser
nach Belieben etwas Honig oder Agavendicksaft

Augenfit 2: Lutein und Zeaxanthin zur Vorbeugung altersbedingter Netzhauterkrankungen

2. Gemüse gründlich waschen, putzen, Brokkoli und Grünkohl in Stücke schneiden und mit dem Spinat, Öl, Zitronensaft und der Petersilie in den Mixtopf geben. **10 Sek./Stufe 10/mit MB** hacken. Wasser zugeben und **1 Min./Stufe 10/mit MB** mixen. Nach Wunsch süßen.

Die Smoothies schmecken besser, wenn man 1 Stück Apfel, Kiwi oder Banane mitmixt. Eine gleichzeitig leberregenerierende Wirkung bekommen sie durch die Zugabe ½ reifen Avocado.